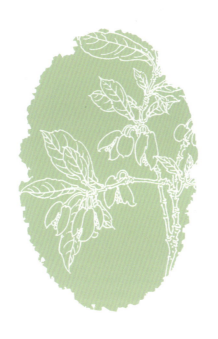

当代少年儿童 小四库全书

本草纲目

〔明〕李时珍 ◇ 著

赵 炜 ◇ 选 注

选注

晨光出版社

图书在版编目（CIP）数据

本草纲目 / (明) 李时珍著; 赵炜选注. — 昆明：
晨光出版社, 2024.6
（当代少年儿童小四库全书）
ISBN 978-7-5715-1631-4

Ⅰ.①本… Ⅱ.①李… ②赵… Ⅲ.①《本草纲目》
- 少儿读物 Ⅳ.①R281.3-49

中国版本图书馆CIP数据核字(2022)第168886号

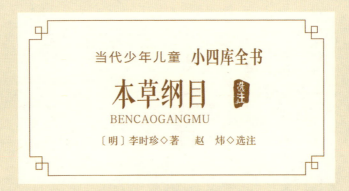

当代少年儿童 小四库全书

本草纲目
BENCAOGANGMU 选注

〔明〕李时珍◇著　　赵　炜◇选注

出版人	杨旭恒	排　版	云南安书文化传播有限公司
策　划	杨旭恒	印　装	云南出版印刷集团有限责任公司
责任编辑	魏　宾		华印分公司
插　画	纪保超	经　销	各地新华书店
装帧设计	唐　剑	版　次	2024年6月第1版
责任校对	杨小彤	印　次	2024年6月第1次印刷
责任印制	廖颖坤	书　号	ISBN 978-7-5715-1631-4
出版发行	晨光出版社	开　本	127mm×185mm　32开
邮　编	650034	印　张	13
地　址	昆明市环城西路609号新闻出版大楼	字　数	210千
电　话	0871-64186745（发行部）	定　价	46.80元

晨光图书专营店: http://cgts.tmall.com

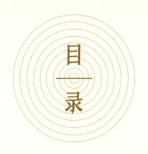

目录

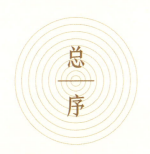

总序

　　"小四库"丛书的选题是十年前我与杨旭恒社长共同策划的，经过多年酝酿与准备，进行了调研论证，并征求了不少学者专家的意见，得到了作者们的大力支持，现在陆续成书出版。

　　"小四库"是一套比较全面、系统的传统文化典籍入门读本，是一套能让孩子津津有味地自学，同时又不降低国学经典的品格，让孩子树立对传统文化的敬仰与热爱的知识性读本。

　　要打好传统文化的底子，"童子功"很重要。让孩子从小养成诵读国学经典的习惯，增加中小学生经典名著课外阅读，已经成为全社会的共识。

　　"小四库"对传统文化经典名著加以有针对性的精选与注释、评析、导读，在传统文化国学经典领域基本涵盖了教育部指定书目范围，目标定位是引导孩子从小接触到原汁原味的中华传统文化母乳，帮助孩子打好学问基础，培养对传统文化的兴趣，对国学经典有初步的认识与了解，强化补充中小学课外文史类书籍阅读，大幅度提升古文以及语文、历史等科目的阅读能力，开拓知识面。

明代陆世仪为5岁至15岁的学生制定"十年诵读"的阅读书目。在今天的社会环境里，"十年诵读"应略加调整为8岁至18岁。"小四库"读者目标主体是小学至高中的青少年，这是诵读国学经典最理想的年龄段，也是学生在精神上生长发育的关键时期。

限于国学经典大部分不宜或无法对内容作低幼化处理，"小四库"主要通过精选、注释、评析、导读，使经典著作相对简化、通俗化，具有相对的易读与可读性，在小学阶段提倡家长伴读，在初中、高中期间逐步导入独立阅读。"小四库"不仅有益于小读者提高语文、历史等功课的成绩，还能奠定扎实的文史功底，构筑中国传统文化基础，让小读者受益终身。

"小四库"书目基本取材于《四库全书》，但不限于《四库全书》范围，因为乾隆时代以后又有了不少经典著作，如王国维的《人间词话》。在作者年代上大致是从古代至清末民国，所选著作均以文言撰写，所选书目均是史有定论的经典，同时内容又适合中小学生阅读。丛书文本借鉴集纳采用各家整理校注成果，参考通行的权威选本、注本进行编辑选择加工，一般不作新的探讨论证。

这套丛书与已有的各种古典名著全译、选译、导读丛书相比，在篇幅上体量更轻，更便于课外阅读，使孩子容易得到成就感从而喜爱阅读，养成阅读习惯，从小博览群书。通过"小四库"为孩子长大以后阅读原著做好铺垫，让小读者达到尝鼎一脔的效果。

希望"小四库"能成为孩子入学的礼品书，成为陪伴孩子读完小学、初中、高中的一套大书。让孩子按照自己的兴趣随意选择，循序渐进，通过阅读或浏览"小四库"对中国古代文化典籍有较全面的初步了解，通过试读、选读萌生深入阅读的兴趣，引导孩子学会自己找书读，在成年后进而追根求源阅读经典原著。对绝大多数不从事国学专业研究工作的读者来说，读了"小四库"，即使以后不再去读经典原著，也基本上能掌握中国传统文化的精华。

2023 年 1 月 17 日北京

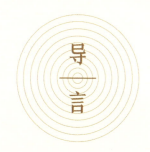

导　言

　　《本草纲目》是明代医学家李时珍（1518—1593）
毕生心血的结晶，集明代以前中药学之大成，其内容
丰富广博，对后世药物学的发展具有深远影响。17世
纪，《本草纲目》陆续传入日本和欧洲，被译成多种
文字，有"中国古代百科全书"之称。

　　一、《本草纲目》里写了什么？
　　全书共190多万字，记载了1892种药物，其中
374种是李时珍新增加的药物，药物插图1000余幅，
并附有11000多个药方。卷一、卷二为"序例"，
即本书中所涉及的中医学理论。卷三、卷四为临床常
见症状的治疗用药。卷五～卷五十二为各部药物。所
谓"纲目"，即每药以药名为纲，下分"释名""集
解""正误""修治""气味""主治""发

本草纲目

理论部分

卷一（序例上）：神农本草经名例、陶隐居名医别录合药分剂法则、采药分六气岁物、十剂、气味阴阳、五味宜忌、五味偏胜、标本阴阳、升降浮沉、四时用药例、五运六淫用药式、六腑六脏用药气味补泻、五脏五味补泻、脏腑虚实标本用药式、引经报使

卷二（序例下）：药名同异、相反诸药、服药食忌、妊娠禁忌、饮食禁忌、李东垣随证用药凡例、张子和汗吐下三法、药对岁物药品、神农本草经目录

卷三（百病主治药一～四）

卷四（百病主治药五～八）

药物

卷五：水部

卷六：火部

卷七：土部

卷八：金石部

卷九～十一：石部

卷十二～二十一：草部

卷二十二～二十五：谷部

卷二十六～二十八：菜部

卷二十九～三十三：果部

卷三十四～三十七：木部

卷三十八：服器部

卷三十九～四十二：虫部

卷四十三～四十四：鳞部

卷四十五～四十六：介部

卷四十七～四十九：禽部

卷五十～五十一：兽部

卷五十二：人部

明""附方"八项为目。

李时珍的成就，首先在于他突破了历代奉为圭臬的《神农本草经》"上、中、下三品分类法"，而采取"析族区类，振纲分目"的科学分类，把药物分为矿物药、植物药、动物药。从无机到有机，从简单到复杂，从低级到高级，这种分类方法在当时是十分先进的。

《本草纲目》在化学、地质、天文方面也有突出贡献。在化学史上，较早地记载了纯金属、金属、金属氯化物、硫化物等化学反应，同时记载了蒸馏、结晶、沉淀、干燥等操作方法。

二、李时珍为什么要写《本草纲目》？

本草，是指我国古代药物学的专著。数千年来有关本草的著作两千余卷，形成一贯体系，为东方药学的主流（那琦《本草学》）。现已知最早的本草著作为《神农本草经》，收录药物 365 种。随着时代发展、生产力水平提高、国内外往来频繁，以及对疾病认识水平不断进步，旧有的药物不能满足需要，故历代都对本草著作不断进行修改和扩增，尤其唐、宋两代最为兴盛。这些著作都是李时珍创作《本草纲目》的重要基础。

由表 1 可见，宋代后的金元时期至明代，官方并未再大规模组织本草的编纂扩充。而这一时期，中医学理论和临床各科进入了一个"百家争鸣，百花齐放"的繁荣时期。日益丰富的理论与实践、数百年来自然与人文环境变迁导致的物种变化，都使旧有的本草著作显得内容陈旧，与临床脱节，甚至谬误。

表 1 《本草纲目》以前的重要本草著作

书名	著作年代	药品种类	特点
《神农本草经》	汉代以前	365 种	已知最早的本草著作，原书已佚
《本草经集注》陶弘景	南北朝（约公元 500 年）	730 种	
《新修本草》	唐代（约公元 659 年）	850 种	第一次由官方组织编纂，被认为是我国第一部官方药典，并配注药图
《开宝本草》《嘉祐本草》《证类本草》	宋代（约公元 974 年—1107 年间）	983 种 1082 种 1748 种	《嘉祐本草》为官方修订扩充，图谱为雕印版
《本草纲目》	明代（约公元 1593 年，一说 1578 年）	1892 种	

业医世家出身的李时珍，33 岁时（1551 年）就因出色的医术任楚王府奉祠正，后来又被举荐进京任太医院判。在多年临床诊治过程中，李时珍深刻体会到"《本草》一书，关系颇重，注解群氏，谬误亦多"（李建元《进〈本草纲目〉疏》），因此"考古

证今，奋发编摩，苦志辨疑订误，留心纂述诸书"。在王府及太医院任职期间，李时珍充分利用皇家丰富的药库及典籍收藏，收集整理了大量资料。但官方并无重修本草的意愿，于是1558年四十岁的李时珍回到家乡，开始了以一己之力修订本草的宏伟工程。他一方面深入学习前代及当时各家著作800余种，去伪存真，区分优劣；一方面跋山涉水亲自采药，亲自炮制，广泛地向有实践经验的劳动者虚心求教。"行年三十，力肆校雠；历岁七旬，功始成就"。公元1578年（按《中药学》教材），终于完成了这部彪炳史册的鸿篇巨制。

三、选注者的期望

囿于数百年前科技发展水平的限制，《本草纲目》中的有些内容现在看起来并不准确，甚至有错误，那么我们为什么要编著这本《本草纲目》选注读本呢？

第一，作为从事中医临床近三十年的"老"医生，选注者希望青少年朋友能够多了解我们祖国的中医中药知识；了解传统文化对于生命、人体、疾病、药物的认识方法与阐述方法；了解在化学提纯、合成药物出现之前，中国人民是如何通过独特的"理——

法—方—药"逐层递进的方法论，指导疾病治疗，从而保障数千年繁衍不息的；了解中医中药与我们日常生活的密不可分，我们在饮食、起居中潜移默化地接受着中医中药的指导和滋养；了解祖国医学宝库中还有许多内容并未被现代科学所认识，等待我们的挖掘、提炼……因此，本书选注的药物大多为常见中药或药食同源的中药，每味药主要选择原文的"气味""主治"，有些药物也选了"释名""修治""发明""集解""附方"以增加趣味性，帮助读者了解和记忆。

第二，我们更要致敬李时珍勇于质疑经典、耐住寂寞、脚踏实地探索新知的科学精神。在几千年"言必坟典""不可离经叛道"的古代社会中，质疑前人或经典需要非凡的勇气和坚强的毅力。然而，"质疑"进而"否定"或"修正"，乃是科学不断向前发展的必经之路。在现代临床中，新问题层出不穷，这些问题都未曾出现在古代医家的视野中，因此没有经典可循。按照传统的辨证方式进行治疗，可能效果不佳，甚至适得其反，这反映出传统思维方式存在局限性，需要我们去发展，去更新，把中医学发展到新的水平、新的高度。

第三，李时珍在《本草纲目》中引用了大量的前人文献，全都标明了出处，所有参考过的书籍，都表列于前，"引据古今医家书目"和"引据古今经史百家书目"。李时珍既为已经丢失的中医中药文献原著留下了宝贵的记录，也成为中医界引用文献的楷模。这种诚恳和真实，也是我们做学问应有的态度。

在此，选注者不揣浅陋，希望此书能起到抛砖引玉的作用，帮助青少年读者理解中医中药，并对中医中药产生一些兴趣。囿于个人水平，书中讹漏之处难免，敬希同道、读者批评指正。

中国中医科学院广安门医院

2022.11 于北京

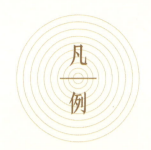

凡例

　　本书所选内容，主要依照人民卫生出版社2004年出版的《本草纲目》（金陵版排印本）（第二版），同时参考钱超尘的《金陵本〈本草纲目〉新校正》。

　　理论部分，选注了"神农本经名例"和"陶隐居名医别录合药分剂法则"两篇，旨在介绍中医药的基本理论和中药使用方法。其余诸篇内容，在《黄帝内经》中论述更为详细，故本书未选注。有兴趣者可参看《黄帝内经》。

　　药材部分，主要选取当前临床常用药和部分药食同源之品，共101味。其下内容主要选择李时珍自己的论述。金石部、服器部、人部所载内容，现代临床应用较少，且有涉及封建迷信内容，故未选择。虫、介、鳞、兽部涉嫌动物保护的内容亦未选择。药物名称及顺序，采用《本草纲目》原文名称及顺序，以便于读者对照阅读。与现代中药通用名不一致者，其后括号中为现代名。《本草纲目》原书中，每味药材下有九项内容，本书精简为【释名】【集解】【修治】【气味】【主治】【发明】和【附方】七项。其中，【释名】为考证药物名称的来源以及常用异名；【集解】为药材的种植及药用部位采收；【修治】为药材的炮制方法；【气味】指药材的药性、药味及归经；【主治】为李时珍摘录前贤诸家用该药所治病症，以及李时珍本人对该药临床应用经验；【发明】是李时珍有关该药药理的精辟论述，有引述前辈观点，也有对既往观点的批驳，为李时珍药学思想的突出体现；【附方】是应用该药所组成的处方。有些药物只有其中数项。考虑篇幅及读者群体，所选内容皆为临床常见疾病或简单易懂处方，仅供作为知识了解，不足以指导临床诊疗。

中医古籍中存在大量异体字、生僻字以及病名等特殊名词，本书亦不例外，为了方便读者阅读，均予以注音及释义。为节约篇幅，各药物论述中出现病名的，若无碍理解，则不做重复注释。建议读者先阅读"神农本经名例"和"陶隐居名医别录合药分剂法则"两篇，此中生僻字及病名最为集中，注释和选注者按语亦最详尽。阅读后对生僻字和病名会有初步印象，其后阅读各个药物时会更加顺畅。

原文中引用典籍名称常有缩写，如《本经》《开宝》，以及前后文名称不完全一致，如《贞元广利方》与《广利》，在不影响正文理解的情况下不做重复注释。

总　论

神农本经^①名例

上药一百二十种为君，主养命以应天，无毒，多服久服不伤人。欲轻身益气，不老延年者，本上经。

中药一百二十种为臣，主养性以应人，无毒有毒，斟酌其宜。欲遏病补虚羸^②者，本中经。

下药一百二十五种为佐使，主治病以应地，多毒，不可久服。欲除寒热邪气，破积聚愈疾者，本下经。

三品合三百六十五种，法三百六十五度，一度应一日，以成一岁。倍其数，合七百三十名也。

【注释】

① 神农本经：即《神农本草经》（简称《本经》），是我国现存最早的本草专著，一般认为成书于西汉末年到东汉初年（公元前 1 世纪—公元 1 世纪）。全书载药 365 种，论述了中药的基本理论，如四气五味、配伍法度等，并简要介绍中药剂型、产地、加工、鉴别，是汉代以前药学知识和经验的大总结，奠定了中药学的理论基础。

②羸（léi）：瘦弱。

【评析】

　　《神农本草经》中记载了365种药物，以应每年365天。认为其中120种为"上品药"，与天相应，没有毒，长期服用对人体有益而无害，是"君药"；120种"中品药"为"臣药"，与人相应，主管养育人的性情，有的有毒性，有的没有毒性，想要遏制疾病、补养身体的以这些药为本；125种"下品药"为"佐使药"，与地相应，多数有毒，不能长期服用，主要用来治病。随着时代变迁，这种上、中、下三品的分类方法和对药性的认识，已逐渐与临床脱节。因此，李时珍"通合古今诸家之药，析为十六部，当分者分，当并者并，当移者移，当增者增。不分三品，惟逐各部，物以类从，目随纲举"，故《本草纲目》的分类方法更为科学、实用。另外，上品药物中也不乏有毒之品，这一点李时珍也在各药中逐一指出，以免贻误后世。

药有君臣佐使，以相宣摄。合和宜一君、二臣、三佐、五使，又可一君、三臣、九佐使也。

药有阴阳配合，子母兄弟。根茎花实，苗皮骨肉。

有单行者，有相须者，有相使者，有相畏者，有相恶者，有相反者，有相杀者。凡此七情，合和视之。当用相须、相使者良，勿用相恶、相反者。若有毒宜制，可用相畏、相杀者；不尔，勿合用也。

【评析】

在中医药萌芽时代，治疗疾病一般都是采用单味药的形式。但随着所治疾病复杂性增加，中药多采取复方的形式应用于临床。所谓"七情"，就是单味中药形成复方的组合原则。

单行：就是单用一味药来治疗某种病情单一的疾病。如独参汤，就是以一味人参，治疗元气虚脱的危重病证。

相须：指两种功效类似的药物配合应用，可以增强原有药物的功效。如知母配贝母，可以增强清肺润肺、化痰止咳的功效。

相使：指以一种药物为主，另一种药物为辅，两药合用，辅药可以提高主药的功效。如大黄配芒硝，治热结便秘，大黄为清热泻火、泻热通肠的主药，芒硝长于润燥通便，可以增强大黄峻下热结、排除燥屎的作用。

相畏：指一种药物的毒副作用能被另一种药物所抑制。如半夏畏生姜，即生姜可以抑制半夏的毒副作用，生半夏可"戟人咽喉"，令人咽痛喑哑，用生姜炮制后成姜半夏，其毒副作用大为缓和。

相杀：指一种药物能够消除另一种药物的毒副作用。如金钱草杀雷公藤毒，绿豆杀巴豆毒等。可见相畏和相杀没有质的区别，是从自身的毒副作用受到对方的抑制和自身能消除对方毒副作用的不同角度提出来的配伍方法，也就是同一配伍关系的两种不同提法。

相恶：就是一种药物能破坏另一种药物的功效。如人参恶莱菔子，莱菔子能削弱人参的补气作用。

相反：指两种药物同用能产生剧烈的毒副作用。如甘草反甘遂，贝母反乌头等。后世总结出用药禁忌"十八反""十九畏"，在现代临床中仍有一定的参考价值。

上述"七情"除单行外，相须、相使可以起到协同作用，并能提高药效，是临床常用的配伍方法；

相畏、相杀可以减轻或消除毒副作用，以保证安全用药，是使用毒副作用较强药物的配伍方法，也可用于有毒中药的炮制及中毒解救。相恶则是因为药物的拮抗作用，抵消或削弱其中一种药物的功效；相反则是药物相互作用，能产生毒性反应或强烈的副作用，故相恶、相反是配伍用药的禁忌。这些原则，至今仍有效地指导临床处方用药。

药有酸、咸、甘、苦、辛五味，又有寒、热、温、凉四气。及有毒无毒。阴干暴③干，采造时月生熟。土地所出，真伪陈新，并各有法。

【注释】

③暴（pù）：通"曝"，晒。《炮炙论》："曝，本作暴，晒也，晒曝物也。"

【评析】

"四气"，就是寒、热、温、凉四种不同的药性，又称四性。它反映了药物对人体阴阳盛衰、寒热变化的作用倾向，为药性理论重要组成部分，是说明药物作用的主要理论依据之一。四气之中寓有阴阳含义，寒凉属阴，温热属阳，寒凉与温热是相对立的两种药性，而寒与凉、温与热之间仅程度上不同，即"凉次于寒""温次于热"。有些本草文献对药物的四性还用"大热""大寒""微温""微凉"加以描述，这是对中药四气程度不同的进一步区分，示以斟酌使用。然从四性本质而言，只有寒热两性的区分。此外，四性以外还有一类平性药，它是指寒热界限不很明显、药性平和、作用较缓和的一类药，如党参、山药、甘草等。平性能否入性，医家见解不同，有的认为虽称平性但实际上也有偏温偏凉的不同，如甘草性平，生用性凉，炙用则性偏温，所以平性仍未超出四性的范围，是相对而言的，而不是绝对的平性。而李时珍主张"平应入性"，提出"五性焉，寒热温凉平"，第一个提出五性分类法。

药性的寒、热、温、凉是由药物作用于人体所产生的不同反应和所获得的不同疗效而总结出来的，它与所治疗疾病的性质是相对而言的。如病人表现为高热烦渴、面红目赤、咽喉肿痛、脉洪数，这属于阳热证，用石膏、知母、栀子等药物治疗后，上述症状得以缓解或消除，说明它们的药性是寒凉的；反之，如病人表现为四肢厥冷、面色㿠白、脘腹冷痛、脉微欲绝，这属于阴寒证，用附子、肉桂、干姜等药物治疗后，上述症状得以缓解或消除，说明它们的药性是温热的。

所谓"五味"，是指药物有辛、甘、酸、苦、咸五种不同的味道，因而具有不同的治疗作用。有些还具有淡味或涩味，因而实际上不止五种。但是，五味是最基本的五种滋味，所以仍然称为五味。

五味的产生，首先是通过口尝，即用人的感觉器官辨别出来的，它是药物真实味道的反映。然而和四气一样，五味更重要的则是通过长期的临床实践观察，不同味道的药物作用于人体，会产生不同的反应和获得不同的治疗效果，从而总结归纳出五味的理论。也就是说，五味不仅仅是药物味道的真实反映，更重要的是对药物作用的高度概括。自从五味作为归纳药物作用的理论出现后，五味的"味"也就超出了味觉的范围，而是建立在功效的基础之上了。因此，本草书籍的记载中有时会出现与实际口尝味道不相符的地方。总之，五味的含义既代表了药物味道的"味"，又包含了药物作用的"味"，而后者构成了五味理论的主要内容。

辛："能散、能行"，即具有发散、行气行血的作用。一般来讲，解表药、行气药、活血药多具有辛味。因此辛味药多用于治表证及气血阻滞之证。如苏叶发散风寒，川芎活血化瘀等。

甘："能补、能和、能缓"，即具有补益、和中、调和药性和缓急止痛的作用。一般来讲，滋养补虚、调和药性及制止疼痛的药物多具有甘味。甘味药多用于治正气虚弱、身体诸痛及调和药性、中毒解救等几个方面。如人参大补元气，甘草调和药性并解药食中毒等。

酸："能收、能涩"，即具有收敛、固涩的作用。一般固表止汗、敛肺止咳、涩肠止泻、固精缩尿、固崩止带的药物多具有酸味。酸味药多用于治体虚多汗、肺虚久咳、久泻肠滑、遗精滑精、遗尿尿频、崩带不止等证。如五味子固表止汗，乌梅敛肺止咳等。

苦："能泄、能燥、能坚"，即具有清泄火热、泄降气逆、通泄大便、燥湿、坚阴（泻火存阴）等作用。一般来讲，清热泻火、下气平喘、降逆止呕、通利大便、清热燥湿、苦温燥湿、泻火存阴的药物多具有苦味。苦味药多用于治热证、火证、喘咳、呕恶、便秘、湿证、阴虚火旺等证。如黄芩、栀子清热泻火等。

咸："能下、能软"，即具有泻下通便、软坚散结的作用。一般来讲，泻下或润下通便软化坚硬、消散结块的药物多具有咸味，咸味药多用于治大便燥结、痰核、瘿瘤、癥瘕痞块等证。如芒硝泻热通便，海藻、牡蛎消散瘿瘤等。

淡："能渗、能利"，即具有渗湿利小便的作用，故有些利水渗湿的药物多具有淡味。淡味药多用于治水肿、脚气、小便不利之证。如薏苡仁、通草、灯心草、茯苓、猪苓等。由于《神农本草经》未提淡味，后世医家主张"淡附于甘"，故只言五味，不称六味。

涩：与酸味药的作用相似，多用于治虚汗、泄泻、尿频、遗精、滑精、出血等证。如莲子固精止带，禹余粮涩肠止泻，乌贼骨收涩止血等。故本草文献常以酸味代表涩味功效，或与酸味并列，标明药性。

药性有宜丸者，宜散者，宜水煮者，宜酒渍者，宜膏煎者，亦有一物兼宜者，亦有不可入汤酒者，并随药性，不得违越。

【评析】

中药的常用剂型，除了最常见的汤剂，还有酒剂、茶剂、露剂、丸剂、散剂、膏剂、丹剂、片剂、锭剂、曲剂、线剂等多种内服、外敷剂型。不同的剂型，适应症不同，如急性病多用汤剂取其起效迅速；慢性虚损性疾病，多用蜜膏剂长期调养；一些贵重药物或不溶于水或受热易分解的药物，如麝香、牛黄等，需要研成细粉冲服。这些都需要根据药性和临床需要，不可违越。

欲疗病，先察其原，先候病机。五脏未虚，六腑未竭，血脉未乱，精神未散，服药必活。若病已成，可得半愈。病势已过，命将难全。

若用毒药疗病，先起如黍粟，病去，即止；不去，倍之；不去，十之，取去为度。

疗寒，以热药；疗热，以寒药；饮食不消，以吐下药；鬼疰④蛊毒⑤，以毒药；痈肿疮瘤，以疮药；风湿，以风湿药；各随其所宜。

病在胸膈已⑥上者，先食后服药；病在心腹已下者，先服药而后食。病在四肢血脉者，宜空腹而在旦；病在骨髓者，宜饱满而在夜。

④鬼疰（zhù）：古代病名。一说为流窜无定随处可生的多发性深部脓疡，类似现代蜂窝织炎、深部筋膜感染性炎症或骨髓炎；一说为突发心腹刺痛，或闷绝倒地，甚至死亡，并且能够传染他人的病证，类似现代烈性传染病。

⑤蛊毒：古代病名。被巫化了的寄生虫感染，感染后可导致患者腹部膨隆、腹水，甚至死亡。

⑥已：同"以"。

【评析】

中药的治疗，是以药性的偏向，来纠正疾病的偏向——热证用寒凉药治疗，寒证用温热药治疗，体内的毒用药物的毒来对抗。因此用药之前对症候的判断至关重要，这就是"辨证论治"。另外，判断病势深浅也非常重要：病未损及脏腑气血的，服药可愈；病已成形的，可控制其发展；病势深入的，就很难治疗了。我们的祖先对于中医药效果的认识，是非常清醒而客观的。因此，那种"什么病都能用中医药治疗"的想法要不得。有毒的药物应从小剂量开始，逐渐增加；病情有了变化，需要及时调整药物；病情得到控制要及时停药。《本经》还提及服药时间：病害在胸膈部以上部位的，先进食后服药；病害在胸腹以下部位的，先服药后吃饭；病在四肢和血脉的，每天早晨空腹服药；病在身体内部深入骨髓中的，在晚饭后胃中尚饱满时服药。现代临床中，急性病如感冒、感染性发热、腹泻等，疗程短的中药可以空腹或不拘时间服用，慢性病、需长期服用中药治疗的，建议饭后一小时左右服用中药，以减少中药对胃黏膜的刺激。

夫大病之主，有中风⑦伤寒⑧，寒热温疟⑨，中恶⑩霍乱⑪，大腹水肿，肠澼⑫下痢，大小便不通，奔豚⑬上气，咳逆呕吐，黄疸消渴⑭，留饮⑮癖食⑯，坚积癥瘕⑰，癫邪⑱惊痫⑲鬼疰，喉痹⑳齿痛，耳聋目盲，金疮㉑踒折㉒，痈肿恶疮，痔瘘瘿瘤㉓；男子五劳七伤㉔，虚乏羸瘦；女子带下㉕崩中㉖，血闭㉗阴蚀㉘；虫蛇蛊毒所伤。此大略宗兆，其间变动枝叶，各宜依端绪以取之。

【注释】

⑦中风：在本书中并非脑血管意外所导致的"中风"，而是指"太阳中风"。中医病名，见于《伤寒论》，指太阳经感受风邪，而出现的以头项强痛、恶风、汗出、脉浮缓为主要表现的病症，也称"太阳病表

虚证"。

⑧伤寒：在本书中并非现代疾病由伤寒杆菌或副伤寒杆菌感染所致的肠伤寒病，而是指"太阳伤寒"。中医病名，见于《伤寒论》，因太阳经感受风寒，经气运行不畅所导致的，以发热恶寒、头痛身痛、无汗、脉浮紧为主要表现的病症，也称"太阳病表实证"。

⑨寒热温疟：疟，中医病名，指发冷和发热交替出现的疾病，包含了现代医学中由疟原虫感染所致的疟疾。《金匮要略·疟病脉证并治》篇中根据寒热多少及伴随症状，分为瘅疟、温疟、牡疟。

⑩中恶：中医病名。感受秽毒或不正之气，突然昏厥，不省人事。

⑪霍乱：中医病名。该病起病急骤，猝然发作，上吐下泻，腹痛或不痛，因病变起于顷刻之间，挥霍缭乱，故名霍乱。既包括了现代医学中的烈性传染病霍乱、副霍乱，也包括急性胃肠炎、细菌性食物中毒等疾病。

⑫肠澼（pì）：中医病名，腹泻、痢疾或便血。

⑬奔豚：中医病名，也称奔豚气。指患者自觉有气从少腹上冲胸咽的一种病证。由于气冲如豚之奔突，故名奔豚气。见《金匮要略·奔豚气病脉证并治》。

⑭消渴：中医病名，出自《素问·奇病论》，又称消瘅（dān）。以多饮、多食、多尿为主要临床表现的疾病。多因过食肥甘，饮食失宜，或情志失调，劳逸失

度，导致脏腑燥热，阴虚火旺所致。根据临床表现不同分上消、中消、下消。

⑮留饮：证候名，出自《金匮要略·痰饮咳嗽病脉证并治》。饮邪留而不去，其势缠绵，难以根治。

⑯癖食：证候名，出自《诸病源候论·癖食不消候》："癖者，冷气也。冷气久乘于脾，脾的湿冷，则不能消谷，故令食不消。使人羸瘦不能食，时泄利，腹内痛，气力乏弱，颜色黧黑是也。"

⑰癥瘕（zhēng jiǎ）：中医病名，见《金匮要略·疟病脉证并治》。指腹部及盆腔内的包块，硬而固定者为癥，时聚时消者为瘕。

⑱癫邪：中医病名，也称为"癫疾"。一说指神志错乱，行为狂妄放荡。《灵枢·癫狂》："癫疾者，疾发如狂者死，不治。"二是神志痴呆、情绪抑郁的病。《难经·二十难》："重阳者狂，重阴者癫。"本句敦煌残卷及《政和本草》写作"惊邪癫痫"。

⑲惊痫：中医病名，又称痫症、癫痫。源于《素问·大奇论》。以突然昏仆，口吐涎沫，肢体抽搐，移时苏醒，反复发作为典型表现的疾病。

⑳喉痹：中医病名，最早见于《素问·阴阳别论》："一阴一阳结，谓之喉痹。"指以咽部红肿疼痛，或者有干燥、异物感，或咽痒不适、吞咽不利为主要表现的疾病，基本相当于现代医学的急性或慢性咽炎、扁桃体急性慢性炎。

㉑金疮：亦称"金创"。金属利器对人体所造成的创伤，并包括因创伤而致化脓溃烂成疮等。

㉒踒（wō）折：筋骨扭伤。

㉓瘿（yǐng）瘤：中医病名，出自《诸病源候论·瘿瘤等病诸候》，又称瘿气、瘿瘤。以颈前喉结两旁肿块为主要特征的疾病。相当于现代医学甲状腺肿大或肿块。

㉔五劳七伤：五劳，作为病因有两种解释：其一出《素问·宣明五气篇》：久视伤血、久卧伤气、久坐伤肉、久立伤骨、久行伤筋，是谓五劳所伤；其二见《诸病源候论·五劳候》。志、思、心、忧、瘦（疲）五种过劳致病因素。作为疾病，见《证治要诀》：肝、心、脾、肺、肾五脏的虚劳病。七伤：作为病因，见《金匮要略·血痹虚劳病脉证并治》：食伤、忧伤、饮伤、房室伤、饥伤、劳伤、经络营卫气伤之统称。作为疾病指七种虚劳疾病，见《诸病源候论·虚劳病诸候》：阴寒、阴痿、里急、精寒、精少阴下湿、精清、小便苦数，临事不举七者。也有说为：肺伤、脾伤、肝伤、肾伤、心伤、形伤、志伤。

㉕带下：中医病名，见《素问·骨空论》。有广义、狭义之分。广义带下为妇产科疾病的统称。狭义带下又称带下病，指女性阴道分泌物的量明显增多，色、质、气味发生异常，或伴全身、局部症状者。因带下颜色不同，而有白带、黄带、赤带、黑带、赤白带及五色

带等称谓。

㉖崩中：中医病名，见《诸病源候论·崩中候》，简称崩，又名血崩。月经周期紊乱，阴道忽然大量出血而势急如崩者。

㉗血闭：中医病名，即闭经或经闭。指女子年满十六周岁以上，仍不见月经来潮，或曾来过月经，但又连续闭止六个月以上者，除妊娠、哺乳期、绝经期后等生理性闭经外，均称之为"闭经"。

㉘阴蚀：中医病名，也称"阴䘌"，即"阴痒"。见《诸病源候论·妇人杂病诸候》，以女性外阴或阴道瘙痒，或伴有带下增多为主要表现的疾病。

【评析】

本段列举了古代的大病，都应根据它们的病因病机发展变化规律采取适宜的治疗方法。

陶隐居《名医别录》
合药分剂法则[①]

古秤惟有铢两而无分名。今则以十黍为一铢，六铢为一分，四分成一两，十六两为一斤。虽有子谷秬[②]黍之制，从来均之已久，依此用之。

时珍曰：蚕初吐丝，曰忽；十忽曰丝；十丝曰厘；四厘曰累（音垒）；十厘曰分；四累曰字，二分半也；十累曰铢，四分也；四字曰钱，十分也；六铢曰一分（去声），二钱半也；四分曰两，二十四铢也；八两曰锱；二锱曰斤；二十四两曰镒，一斤半也，准官秤十二两；三十斤曰钧；四钧曰石，一百二十斤也；方中有曰少许者，些子也。今古异制，古之一两，今用一钱可也。

今方家云等分者，非分两之分，谓诸药斤两多少皆同尔，多是丸散用之。

丸散云刀圭[③]者，十分方寸匕[④]之一，准如梧桐子大也。方寸匕者，作匕正方一寸，抄散取不落为度。五匕⑤者，即今五铢钱边五字者，抄之不落为度。一撮者，四刀圭也。

药以升合⑥分者，谓药有虚实轻重，不得用斤两，则以升平之。十撮为一勺，十勺为一合，十合为一升。升方作上径一寸，下径六分深八分。内散药，勿按抑之，正尔微动令平尔。

时珍曰：古之一升，即今之二合半也。量之所起为圭，四圭为撮，十撮为勺，十勺为合，十合为升，十升为斗，五斗曰斛，二斛曰石。

凡汤酒膏药云㕮咀⑦者，谓秤毕捣之如大豆，又吹去细末。药有易碎难碎，多末少末，今皆细切如㕮咀也。

凡丸药云如细麻者，即胡麻也，不必扁扁，略相称尔，黍粟亦然。云如大麻子者，准三细麻也。如胡豆者，即今青斑豆也，以二大麻准之。如小豆者，今赤小豆也，以三大麻准之。如大豆者，以二小豆准之。如梧子者，以二大豆准之。如弹丸及鸡子黄者，以四十梧子准之。

凡方云巴豆若干枚者，粒有大小，当去心皮秤之，以一分准十六枚。附子、乌头若干枚者，去皮毕，以半两准一枚。枳实若干枚者，去瓤毕，以一分准二枚。橘皮一分准三枚。枣大小三枚准一两。干姜一累者，以一两为正。

凡方云半夏一升者，洗毕秤五两为正。蜀椒一升，三两为正。吴茱萸一升，五两为正。菟丝子一升，九两为正。庵䕡子一升，四两为正。蛇床子一升，三两半为正。地肤子一升，四两为正。其子各有虚实轻重不可秤准者，取平升为正。

凡方云用桂一尺者，削去皮重半两为正。甘草一尺者，二两为正。云某草一束者，三两为正。云一把者，二两为正。

凡方云蜜一斤者，有七合。猪膏一斤者，有一升二合也。

【注释】

①陶弘景（456—536），南朝齐梁时道教思想家、医学家，字通明，自号华阳陶隐居。他对《神农本草经》进行了全面的整理，对原有药物论述进行修正、补充和说明，并增加《名医别录》所记载的365种药物，名为《本草经集注》。

《名医别录》：药学著作，简称《别录》。作者佚名，一作陶氏。由秦汉医家在《神农本草经》所载功用主治基础上有所补充，并增补了365种药物。陶弘景在编写《本草经集注》时，录入了该书的药物和内容。李时珍将"陶氏"认为陶弘景，故将《名医别录》与《本草经集注》内容相混。现一般认为此书原始内容非陶弘景所写。

②秬（jù）：黑黍。

③刀圭：古代量取药末用具。形状如刀头的圭角，端尖锐，中低洼。一刀圭等于一方寸匕的十分之一。

④方寸匕：古代量药的器具。匕，即匙；方寸，指其大小为一寸见方。一方寸匕的容量，相当于十粒梧桐子大。盛金石药末约2克，草木药末约1克左右。

⑤五匕：指五钱匕，也称钱匕。古代量取固体中药粉末的器具及计量单位。指汉代的五铢钱量取药末至不散落为一钱匕，约合现代的2.4克。

⑥合（gě）：古代度量单位，1升=10合。

⑦吹咀（fǔ jǔ）：原意为将药物嚼碎，后引申为将中药捣碎、切细或锉末。

【评析】

本篇中仿宋体字为《名医别录》原文，"时珍曰"为李时珍在陶氏原文后加的注解。以上为古代中药的称量计量方法和标准。从汉代到明代，计量单位的名称和内涵都已经有了很大变化，有所了解即可。忽、丝、厘、累（音垒）、分、字、铢、钱、两、锱、斤、镒、钧、石，都是重量单位。刀圭、方寸匕、钱五匕，都是较小的体积单位；圭、撮、勺、合、升、斗、斛、石是较大的体积单位。现代临床用药单位采用"克"（g），统一且标准。

凡丸散药，亦先切细暴燥乃捣之。有各捣者，有合捣者，并随方。其润湿药，如天门冬、地黄辈，皆先增分两切暴。独捣碎更暴。若逢阴雨，微火烘之，既燥，停冷捣之。

时珍曰：凡诸草木药及滋补药，并忌铁器，金性克木之生发之气，肝肾受伤也。惟宜铜刀、竹刀修治乃佳。亦有忌铜者，并宜如法。丸散须用青石碾、石磨、石臼。

凡筛丸散，用重密绢，各筛毕，更合于臼中，捣数百遍，色理和同，乃佳也。巴豆、杏仁、胡麻诸膏腻药，皆先熬黄，捣令如膏，指撴⑧视泯泯，乃稍稍入散中，合研捣散，以轻疏绢筛度之，再合捣匀。

凡煮汤，欲微火令小沸。其水依方，大略二十两药，用水一斗，煮取四升，以此为准。然利汤欲生，少水而多取汁；补汤欲熟，多水而少取汁。不得令水多少。用新布，两人以尺木绞之，澄去堲^⑨浊，纸覆令密。温汤勿用铁器。服汤宁小沸，热则易下，冷则呕涌。

时珍曰：陶氏所说，乃古法也。今之小小汤剂，每一两用水二瓯为准，多则加，少则减之。如剂多水少，则药味不出；剂少水多，又煎耗药力也。凡煎药并忌铜铁器，宜用银器瓦罐，洗净封固，令小心者看守，须识火候，不可太过不及。火用木炭、芦苇为佳。其水须新汲味甘者，流水、井水、沸汤等，各依方，详见水部。若发汗药，必用紧火，热服。攻下药，亦用紧火煎熟，下硝黄再煎，温服。补中药，宜慢火，温服。阴寒急病，亦宜紧火急煎服之。又有阴寒烦躁及暑月伏阴在内者，宜水中沉冷服。

凡渍药酒，皆须细切，生绢袋盛，入酒密封，随寒暑日数漉出。滓可暴燥，微捣更渍，亦可为散服。

时珍曰：别有酿酒者，或以药煮汁和饭，或以药袋安置酒中，或煮物和饭同酿，皆随方法。又有煮酒者，以生绢袋药入坛密封，置大锅中，水煮一日，埋土中七日，出火毒乃饮。

凡建中、肾沥诸补汤，滓合两剂，加水煮竭饮之，亦敌一剂，皆先暴燥。

凡合膏，初以苦酒渍令淹浃⑩，不用多汁，密覆勿泄。云晬时⑪者，周时也，从今旦至明旦。亦有止一宿者。煮膏当三上三下，以泄其热势，令药味得出。上之使匝匝沸⑫，乃下之，使沸静良久乃止。中有薤白者，以两头微焦黄为候。有白芷、附子者，以小黄色为度。以新布绞去滓，滓亦可酒煮饮之。摩膏滓可傅病上。膏中有雄黄、朱砂、麝香辈，皆别捣如面，绞膏毕乃投中，疾搅勿使沉聚在下。有水银、胡粉者，于凝膏中研令消散。

凡丸中用蜡，皆烊投少蜜中搅调以和药。

凡用蜜，皆先火煎，掠去其沫，令色微黄，则丸药经久不坏。

【注释】

⑧撤（miè）：去，碾压、拭灭。

⑨垽（yìn）：沉淀出的渣滓。

⑩淹浃：通彻、透达。

⑪晬（zuì）时：即"周时"，十二个时辰，24小时。

⑫匝匝沸：指水面出现稠密的小水泡。匝匝，稠密的样子。

【评析】

以上内容为丸散、汤剂、药酒、膏剂、蜡丸、蜜丸的制作要点。其中现代临床中应用最广泛的是汤剂，通常煎煮方法为：

1.煎药用具。以砂锅、瓦罐为好，搪瓷罐次之，忌用铜铁锅，以免发生化学变化，影响疗效。

2.煎药用水。古时曾用长流水、井水、雨水、泉水、米泔水等煎煮。现在多用自来水、井水、蒸馏水等，但总以水质洁净新鲜为好。

3.煎药火候。有文火、武火之分。文火，是指使温度上升及水液蒸发缓慢的火候；而武火，又称急火，是指使温度上升及水液蒸发迅速的火候。

4.煎煮方法。先将药材浸泡30~60分钟，用水量以高出药面为度。一般中药煎煮两次，第二煎加水量为第一煎的 1/3~1/2。两次煎液去渣滤净混合后分 2 次服用。煎煮的火候和时间，要根据药物性能而定。一般来讲，解表药、清热药宜武火煎煮，时间宜短，煮沸后煎 3~5 分钟即可；补养药需用文火慢煎，时间宜长，煮沸后再续煎 30~60 分钟。某些药物因其质地不同，煎法比较特殊，处方上需加以注明，归纳起来包括先煎、后下、包煎、另煎、溶化、泡服、冲服、煎汤代水等不同煎煮方法。

金石部

石 膏

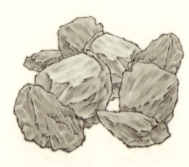

【释名】时珍曰：其性大寒如水，故名寒水石。

【集解】时珍曰：石膏有软、硬二种。软石膏大块生于石中，作层如压扁米糕形，每层厚数寸。有红白二色，红者不可服，白者洁净，细文短密如束针，正如凝成白蜡状，松软易碎，烧之即白烂如粉。硬石膏作块而生，直理起棱，如马齿坚白，击之则段段横解，光亮如云母、白石英，有墙壁，烧之亦易散，仍硬不作粉。自陶弘景、苏恭①、《大明》②、雷敩③、苏颂④、阎孝忠⑤皆以硬者为石膏，软者为寒水石，至朱震亨⑥始断然以软者为石膏，而后人遵用有验，千古之惑始明矣。

【修治】时珍曰：古法惟打碎如豆大，绢包入汤煮之。近人因其性寒，火锻过用，或糖拌炒过，则不妨脾胃。

【气味】辛，微寒，无毒。《别录》曰：

甘，大寒。

【主治】中风寒热，心下逆气惊喘，口干舌焦，不能息，腹中坚痛，产乳金疮。（《本经》）

除时气头痛身热，三焦大热，皮肤热，肠胃中结气，解肌发汗，止消渴烦逆，腹胀暴发，喘息咽热。（《别录》）

除胃热肺热，散阴邪，缓脾益气。（李杲⑦）

止阳明经头痛，发热恶寒，日晡⑧潮热，大渴引饮，中暑潮热，牙痛。（元素⑨）

【发明】元素曰：石膏性寒，味辛而淡，气味俱薄，体重而沉，降也阴也，乃阳明经大寒之药。善治本经头痛牙痛，止消渴中暑潮热。然能寒胃，令人不食，非腹有极热者，不宜轻用。

时珍曰：东垣李氏云，立夏前多服白虎汤者，令人小便不禁，此乃降令太过也。阳明津液不能上输于肺，肺之清气亦复下降故尔。甄立言⑩《古今录验方》，治诸蒸病有五蒸汤，亦是白虎加人参、茯苓、地黄、葛根，因病加减。王焘⑪《外台秘要》：治骨蒸劳热久嗽，用石膏文如束针者一斤，粉甘草一两，细研如面，日以水调三、四服。言其无毒有大益，乃养命上药，不可忽其贱而疑其寒。《名医录》[12]言，睦州杨士丞女，病骨蒸内热外寒，众医不瘥，处州吴医用此方而体遂凉。愚谓此皆少壮肺胃火盛，能食而病者言也。若衰暮及气虚血虚胃弱者，恐非所宜。广济林训导，年五十，病痰嗽发热。或令单服石膏药至一斤许，遂不能食，而咳益频，病益甚，遂至不起。此盖用药者之瞀瞀[13]也，石膏何与焉。

【附方】伤寒发狂，逾垣上屋：寒水石二钱，黄连一钱，为末。煎甘草冷服，名鹊石散。（《本事方》）[14]

热盛喘嗽：石膏二两，甘草炙半两，为末。每服三钱，生姜、蜜调下。（《普济方》）[15]

疮口不敛：生肌肉，止疼痛，去恶水：寒水石烧赤，研，二两，黄丹半两，为末，掺之。名红玉散。（《和剂局方》）[16]

油伤火灼，痛不可忍：石膏末傅之，良。（《梅师方》）[17]

【注释】

①苏恭：即苏敬，唐代药学家，主持编撰世界上第一部由国家正式颁布的药典《新修本草》（又名《唐本

草》）。宋朝时因避皇家之讳，改称"苏恭或苏鉴"。本书后文中的"恭"即指苏恭。

②《大明》：指《日华子诸家本草》，也称《大明本草》，是五代时期一部本草书。

③雷敩（xiào 或读 xué）：南朝宋时药学家，著有《炮炙论》，主要讲药材的加工和炮炙，是我国最早的炮制学专著。本书后文中的"敩"即指雷敩。

④苏颂：北宋药物学家、天文学家，主持编写了宋代官修药典《嘉祐补注神农本草》和《图经本草》。本书后文中的"颂"即指苏颂。

⑤阎孝忠：北宋时期儿科医家，收集整理成《小儿药证直诀》一书，为后世儿科的重要典籍。

⑥朱震亨：元代著名医学家，金元四大家之一，滋阴派的创始人，被尊称为"丹溪先生"。本书后文中的"朱丹溪""丹溪""震亨"均指朱震亨。

⑦李杲（gǎo）：金元时期著名医学家，金元四大家之一，补土派的创始人，自号"东垣老人"。本书后文中的"李东垣"或"东垣"即指李杲。

⑧日晡（bū）：古代时辰称谓，指申时，即下午三点至五点。

⑨元素：张元素，字洁古，金代著名医学家，易水学派的创始人。本书后文中的"张洁古""元素"即指张元素。

⑩甄立言：南朝梁时期医学家，著有《古今录

验方》。

⑪王焘：唐代著名医学家，著有《外台秘要》，收录大量前代医学著作、实用方剂及民间单验方，其中治疗白内障的"金针拨障术"为此法的最早记载。

⑫《名医录》：唐代甘伯宗编撰《名医传》，也称《名医录》，收集三皇至唐代名医一百二十人传记，是我国最早的医学人物传记专著。

⑬瞀瞀（mào）：昏闷、沉滞闷乱；目眩；迷乱。此处为糊涂昏聩之意。

⑭《本事方》：即《普济本事方》，也称《类证普济本事方》。宋代许叔微所撰，是许氏集平生所验效方，并附以医案。有较高的临床实用价值。

⑮《普济方》：大型方书，由明代朱橚、滕硕、刘醇等编撰，是我国现存最大的方书，保存了极为丰富和珍贵的医方资料。

⑯《和剂局方》：全称《太平惠民和剂局方》，简称《局方》，宋代官修方书。很多广为国人熟知的中成药和方剂都来源于此，如至宝丹、牛黄清心丸、藿香正气散、逍遥散等。

⑰《梅师方》：又名《梅师集验方》，方剂学著作。作者梅文梅，隋代人。原书已亡佚，《证类本草》等书中有引录。

【评析】

目前临床应用的石膏分生、熟两种。生石膏主要成分为含水硫酸钙（$CaSO_4 \cdot 2H_2O$），常用于汤剂水煎服，有抗炎、降糖、补钙作用；熟石膏是无水硫酸钙（$CaSO_4$），多外用，收敛黏膜，减少分泌，降低血管通透性而起到抗炎消肿的作用。

滑 石

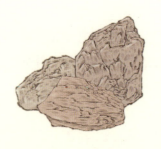

【释名】时珍曰：滑石性滑利窍，其质又滑腻，故以名之。

【集解】时珍曰：滑石，广之桂林各邑及瑶峒中皆出之，即古之始安①也。白黑二种，功皆相似。山东蓬莱县桂府村所出者亦佳，故医方有桂府滑石，与桂林者同称也。

【修治】敩曰：凡用白滑石，先以刀刮净研粉，以牡丹皮同煮一伏时②，去牡丹皮，取滑石，以东流水淘过，晒干用。

【气味】甘、寒，无毒。

【主治】身热泄澼，女子乳难，癃闭，利小便，荡胃中积聚寒热，益精气。（《本经》）

燥湿，分水道，实大肠，化食毒，行积滞，逐凝血，解燥渴，补脾胃，降心火，偏主石淋为要药。（震亨）

疗黄疸水肿脚气，吐血衄血，金疮血出，诸疮肿毒。（时珍）

【发明】时珍曰：滑石利窍，不独小便也。上能利毛腠之窍，下能利精溺之窍。盖甘淡之味，先入于胃，渗走经络，游溢津气，上输于肺，下通膀胱。肺主皮毛，为水之上源。膀胱司津液，气化则能出。故滑石上能发表，下利水道，为荡热燥湿之剂。发表是荡上中之热，利水道是荡中下之热；发表是燥上中之湿，利水道是燥中下之湿。热散则三焦宁而表里和，湿去则阑门通而阴阳利。刘河间[3]之用益元散[4]，通治表里上下诸病，盖是此意，但未发出尔。

【附方】阴下湿汗：滑石一两，石膏煅半两，枯白矾少许，研掺之。（《集简方》[5]）

风毒热疮，遍身出黄水：桂府滑石末傅之，次日愈。先以虎杖，豌豆、甘草等分，煎汤洗后乃搽。（《普济方》）

女劳黄疸，日发热恶寒，小腹急，大便溏，额黑：滑石、石膏等分，研末。大麦汁服方寸匕，日三，小便大利愈。腹满者难治。（《千金方》[6]）

【注释】
①始安：古县名，即今广西桂林市。

②一伏时：一昼夜，24小时。

③刘河间：刘完素，字守真，河间人，故后世又称其为刘河间。金代医学家，金元四大家之一。"火热论"的代表人物。其创制的"防风通圣散"至今仍被临床广泛应用。

④益元散：出自刘完素《宣明论方》，主要组成为滑石、甘草、朱砂。主要作用是清热解暑，利尿祛湿。

⑤《集简方》：即《濒湖集简方》，是李时珍收集民间所传验方、单方，药味少、易得而又有效者，结集成书。

⑥《千金方》：即《千金要方》，又称《备急千金要方》，唐代孙思邈所著，总结了唐以前的医学成就，是我国古代中医学经典著作之一。

【评析】

滑石利水渗湿，清暑解热。现代药理研究显示其主要含硅酸镁成分，还有氧化铝、铁等杂质。可以改善排尿不畅的症状；其颗粒小、分散面积大，能够吸附毒素和炎症刺激物，因此外用可保护破损表皮，内服可以保护胃肠黏膜。

浮 石

【释名】海石。

【集解】时珍曰：浮
石，乃江海间细沙、水沫
凝聚，日久结成者。状如
水沫及钟乳石，有细孔如
蛀窠，白色，体虚而轻。
海中者味咸，入药更良。

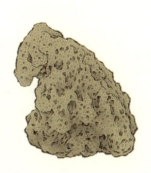

【气味】咸，平，无毒。

【主治】煮汁饮，止渴，治淋，杀野兽毒。
（《大明》）

止咳。（弘景）

去目翳①。（宗奭②）

清金降火，消积块，化老痰。（震亨）

消瘤瘿结核疝气，下气，消疮肿。（时珍）

【发明】时珍曰：浮石乃水沫结成，色白而
体轻，其质玲珑，肺之象也。气味咸寒，润下之
用也。故入肺除上焦痰热，止咳嗽而软坚。清其
上源，故又治诸淋③。

【附方】咳嗽不止：浮石末汤服，或蜜丸服。
（《肘后方》④）

血淋砂淋，小便涩痛：用黄烂浮石为末。每服二钱，生甘草煎汤调服。（《直指方》⑤）

【注释】

①翳（yì）：本义指羽毛做的华盖，即有羽饰的车伞，引申为遮蔽、覆盖、隐藏、阻挡之意。医学上指眼睛里出现的影响视力的膜状物。

②宗奭（shì）：即寇宗奭，宋代药物学家，著有《本草衍义》。

③诸淋：指小便出现滴沥涩痛的证候，通常有五种：血淋，即尿血；石淋，即尿中有砂石排出；气淋，即伴随小腹胀痛明显；膏淋，即小便浑浊色白；劳淋，即小便滴沥涩痛的症状遇劳累则发作。相当于现代急慢性泌尿系感染、泌尿系结石、前列腺增生或炎症及泌尿系肿瘤。

④《肘后方》：即《肘后备急方》，又名《肘后救卒方》，东晋葛洪著，主要内容是可供急救的单验方及简易灸法，是中国第一部临床急救手册。

⑤《直指方》：即《仁斋直指方》，南宋杨士瀛撰。为作者临证经验的总结，是一部理、法、方药紧密结合的方剂学专著。

【评析】

浮石亦称海石、海浮石，以体松疏有孔，投入水中不马上见沉者为佳。火山岩浮石主要含铝、钾、钠的硅酸盐，珊瑚浮石主要为碳酸钙。本品咸寒，以清肺化痰、软坚为主要功效。凡喘嗽、瘿瘤、瘰疬之属于实热者皆可运用，虚寒者不宜。古代多研粉吞服，现代临床多在水煎剂中先煎，临床疗效存在差异。古法似乎更优。

食　盐

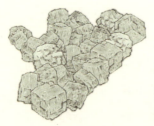

【修治】时珍曰：凡盐，人多以矾、消、灰、石之类杂之。入药须以水化，澄去脚滓，煎炼白色，乃良。

【气味】甘、咸，寒，无毒。

【主治】肠胃结热喘逆，胸中病，令人吐。（《本经》）

伤寒寒热，吐胸中痰癖，止心腹卒痛，下部䘌①疮，坚肌骨。（《别录》）

助水脏，及霍乱心痛，金疮，明目，止风泪邪气，一切虫伤疮肿火灼疮，长肉补皮肤，通大小便，疗疝气，滋五味。（《大明》）

解毒，凉血润燥，定痛止痒，吐一切时气风热、痰饮关格诸病。（时珍）

【发明】时珍曰：盐之气味咸腥，人之血亦咸腥。咸走血，血病无多食咸，多食则脉凝泣②而变色，从其类也。然盐为百病之主，病无不用之。故服补肾药用盐汤者，咸归肾，引药气入本脏也。补心药用炒盐者，心苦虚，以咸补之也。

补脾药用炒盐者，虚者补其母，脾乃心之子也。治积聚结核用之者，咸能软坚也。诸痈疽眼目及血病用之者，咸走血也。诸风热病用之者，寒胜热也。大小便病用之者，咸能润下也。骨病齿病用之者，肾主骨，咸入骨也。吐药用之者，咸引水聚也。能收豆腐与此同义。诸蛊及虫伤用之者，取其解毒也。

【附方】胸中痰饮，伤寒热病疟疾须吐者：并以盐汤吐之。《外台秘要》③

血痢不止：白盐，纸包烧研，调粥吃，三四次即止也。（《救急方》）

齿龈宣露④：每旦嚼盐，热水含百遍。五日后齿即牢。（《千金方》）

【注释】

①𧏾（nì）：隐匿难见的小虫，虫食病。

②泣（sè）：同"澀、澁"，"涩"的古体。指血凝于脉而流行不利，涩滞不通。

③《外台秘要》：唐代王焘著。载方6000多首，为保存唐代以前的医药成就提供了宝贵依据。

④齿龈宣露：又称牙宣，是以齿龈萎缩牙根外露，或齿龈肿胀突出或渗血为主要表现的疾病，相当于现代

的牙龈炎、牙周炎。

【评析】

李时珍非常重视引经药之运用。食盐入药，多用于炮制加工过程，取其引经之用，带领诸药入肾、入血。现代临床常用食盐加水配成 0.9% 左右溶液，冲洗鼻腔、漱口、含漱咽喉，可快速减少鼻、口、咽部的细菌或病毒含量，缓解局部急性炎症所致疼痛、堵塞等症状。救急方血痢用烧盐调粥，实际是改善血痢造成的水电解质紊乱、低钠血症，并非能够治疗血痢。

朴消（含芒硝、玄明粉）

【释名】时珍曰：此物见水即消，又能消化诸物，故谓之消。生于盐卤之地，状似末盐，凡牛马诸皮须此治熟，故今俗有盐消、皮消之称。煎炼入盆，凝结在下，粗朴者为朴消，在上有芒者为芒消，有牙者为马牙消。《神农本经》止[①]有朴消、消石，《名医别录》复出芒消，宋《嘉祐本草》又出马牙消。盖不知消石即是火消，朴消即是芒硝、马牙消，一物有精粗之异尔。诸说不识此，遂致纷纭也。

【集解】时珍曰：消有三品：生西蜀者，俗称呼川消，最胜；生河东者，俗呼盐消，次之；生河北、青、齐者，俗呼土消。皆生于斥卤之地，彼人刮扫煎汁，经宿结成，状如末盐，有沙土猥杂，其色黄白，故《别录》云，朴消黄者伤人，赤者杀人。须再以水煎化，澄去滓脚，入萝卜数枚同煮熟，去萝卜倾入盆中，经宿则结成白消，如冰如蜡，故俗呼为盆消。齐、卫之消则底多，而上面生细芒如锋，别录所谓芒消者是也。川、晋之消则底少，而上面生牙如圭角，作六棱，纵横玲珑，洞澈可爱，《嘉祐本草》[②]所谓马牙消者是也。状如白石英，又名英消。二消之底，则通名朴消也。取芒消、英消，再三以萝卜煎炼去咸味，即为甜消。以二消置之风日中吹去水气，则轻白如粉，即为风化消。以朴消、芒消、英消同甘草煎过，鼎罐升煅，则为玄明粉。陶弘景及唐宋诸人皆不知诸消是一物，但有精粗之异，因名迷实，谬猜乱度，殊无指归。

芒　硝

【气味】辛、苦，大寒，无毒。

【主治】五脏积聚，久热胃闭，除邪气，破留血，腹中痰实结搏，通经脉，利大小便及月水③，破五淋，推陈致新。（《别录》）

下瘰疬黄疸病，时疾壅热，能散恶血，堕胎，傅漆疮④。（甄权⑤）

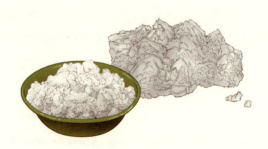

【发明】时珍曰：消禀太阴之精，水之子也。气寒味咸，走血而润下，荡涤三焦肠胃实热阳强之病，乃折治火邪药也。唐时，腊日赐群臣紫雪、红雪、碧雪，皆用此消炼成者，通治积热诸病有神效，贵在用者中的尔。

【附方】关格不通：大小便闭，胀欲死，两三日则杀人。芒消三两，泡汤一升服，取吐即通。（《百一方》⑥）

口舌生疮：朴消含之良。（孙真人方）

玄明粉

【释名】时珍曰：玄，水之色也。明，莹澈也。

【修治】时珍曰：制法：用白净朴消十斤，长流水一石，煎化去滓，星月下露一夜，去水取消。每一斗，用萝卜一斤切片，同煮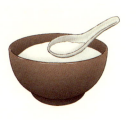熟滤净，再露一夜取出。每消一斤，用甘草一两，同煎去滓，再露一夜取出。以大沙罐一个，筑实盛之，盐泥固济厚半寸，不盖口，置炉中，

以炭火十斤，从文至武煅之。待沸定，以瓦一片盖口，仍前固济，再以十五斤顶火煅之。放冷一伏时，取出，隔纸安地上，盆覆三日出火毒，研末。每一斤，入生甘草末一两，炙甘草末一两，和匀，瓶收用。

【气味】辛、甘，冷，无毒。

【主治】心热烦躁，并五脏缩滞癥结。（甄权）

退膈上虚热，消肿毒。（《大明》）

【发明】时珍曰：《神农本草》言朴消炼饵服之，轻身神仙，盖方士窜入之言。后人因此制为玄明粉，煅炼多偏，佐以甘草，去其咸寒之毒。遇有三焦肠胃实热积滞，少年气壮者，量与服之，亦有速效。若脾胃虚冷，及阴虚火动者服之，是速其咎矣。

【附方】热厥气痛：玄明粉三钱，热童尿调下。（《集简方》）

伤寒发狂：玄明粉二钱，朱砂一钱，末之，冷水服。（《伤寒蕴要》⑦）

鼻血不止：玄明粉三钱，水服。（《圣济》⑧）

①止：同"只"。

②《嘉祐本草》：北宋官修本草，宋仁宗嘉祐年间，由掌禹锡、林亿、苏颂等人编修完成。

③月水：即"月经"。

④漆疮：即"生漆皮炎"，因接触漆树、天然漆液而引起的急性皮炎。

⑤甄权：古代名医。南朝梁人，为甄立言之兄。甄权精于针灸，兼通汤药，绘有《明堂人形图》，撰有《药性论》《针方》《针经钞》《脉决赋》。

⑥《百一方》：即《肘后百一方》，南朝梁时期，陶弘景对晋代葛洪的《肘后救卒方》进行了增补，更名为《肘后百一方》。

⑦《伤寒蕴要》：即《伤寒蕴要全书》，明代吴绶撰，以张仲景《伤寒论》辨证论治大法为主，重视证候的鉴别，并采集后世医家的阐发评论及验方作为增补。

⑧《圣济》：即《圣济总录》，宋徽宗时由官方编纂，内容为采辑历代医籍并征集民间验方和医家献方整理汇编而成，录方近二万首，保存了大量的医药理论和经验。

【评析】

古代常用"消"字，现代通用"硝"。朴硝

之名实，在李时珍以前杂莫能辨。李时珍考证疑误，指出："盖不知消石即是火消，朴硝即是芒消、马牙消，一物有精粗之异尔。"据现代药理成分研究，芒硝是精制品，主要成分为含水硫酸钠（$Na_2SO_4 \cdot 10H_2O$）及少量氯化钠、硫酸镁等；玄明粉为纯制品，仅为含水硫酸钠（$Na_2SO_4 \cdot 10H_2O$），无其他杂质；朴硝为矿物芒硝粗加工而得质地不纯的粗制结晶，含有较多杂质；风化硝为芒硝失去结晶水的无水硫酸钠（Na_2SO_4）。现代临床常用的是芒硝和玄明粉。芒硝为渗透性泻剂，给药后能增加肠管内液体，与理气药如大黄、厚朴、枳实等同用，可有显著的泻下作用，临床常用于急性肠梗阻、急性胆囊炎、急性胰腺炎的治疗。外用有抗炎消肿作用。玄明粉因更为纯净，故皮肤、黏膜，甚至眼结膜均可使用。然正如李时珍所言，只适用于有实热积滞且体力壮实者，若脾胃虚冷或阴虚者，则会适得其反加重病情。

草　部

甘草（含甘草根、甘草梢）

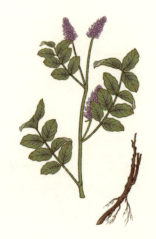

【释名】蜜甘、蜜草、国老。弘景曰：此草最为众药之主，经方少有不用者，犹如香中有沉香也。国老即帝师之称，虽非君而为君所宗，是以能安和草石而解诸毒也。

甘草根

【修治】时珍曰：方书炙甘草皆用长流水蘸湿炙之，至熟刮去赤皮，或用浆水①炙熟，未有酥炙、酒蒸者。大抵补中宜炙用，泻火宜生用。

【气味】甘，平，无毒。时珍曰：通入手足十二经。

【主治】五脏六腑寒热邪气，坚筋骨，长肌肉，倍气力，金疮㾊②，解毒。（《本经》）

温中下气，烦满短气，伤脏咳嗽，止渴，通

经脉，利血气，解百药毒，为九土③之精，安和七十二种石，一千二百种草。（《别录》）

安魂定魄，补五劳七伤，一切虚损，惊悸烦闷健忘，通九窍，利百脉，益精养气，壮筋骨。（《大明》）

吐肺痿之脓血，消五发之疮疽。（好古④）

解小儿胎毒惊痫，降火止痛。（时珍）

甘草梢

【主治】生用治胸中积热，去茎中痛，加酒煮玄胡索、苦楝子尤妙。（元素）

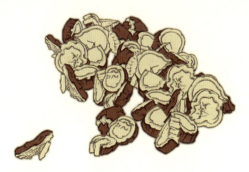

【发明】时珍曰：甘草外赤中黄，色兼坤离；味浓气薄，资全土德，协和群品，有元老之功；普治百邪，得王道之化，赞帝力而人不

知，敛神功而己不与，可谓药中之良相也。然中满⑤、呕吐、酒客之病，不喜其甘；而大戟、芫花、甘遂、海藻，与之相反。是以迂缓不可以救昏昧，而君子尝见嫉于宵人之意欤⑥？

【附方】伤寒心悸，脉结代者：甘草二两，水三升，煮一半，服七合，日二服。（《伤寒类要》⑦）

小儿热嗽：甘草二两，猪胆汁浸五宿，炙研末，蜜丸绿豆大，食后薄荷汤下十丸。名凉膈丸。（《圣惠方》⑧）

发背⑨痈疽：崔元亮《海上集验方》⑩云：李北海言，此方乃神授，极奇秘。用甘草三大两，生捣筛末，大麦面九两，和匀，取好酥少许入内，下沸水搜如饼状，方圆大于疮一分，热傅肿上，以绸片及故纸隔，令通风，冷则换之。已成者脓水自出，未成者肿便内消，仍当吃黄芪粥为妙。（苏颂《图经》）

【注释】

①浆水：嘉谟曰：浆，酢也。炊粟米熟，投冷水中浸五六日，味酢，生白花，色类浆，故名。

②膧（zhǒng）：脚浮肿。

③九土：即九州之土。

④好古：王好古，号海藏，金元时期著名医家。著有《阴证略例》《汤液本草》《此事难知》等著作。

⑤中满：中医证名，指各种原因（尤其饮食积滞）导致的脘腹胀满。出自《素问·阴阳应象大论》："中满者，泻之于内。"

⑥君子尝见嫉于宵人之意欤：尝，曾经；见，被；宵人，小人、坏人；欤（yú），语气助词，表示疑问、反问、感叹。全句的意思是：君子不也曾经被小人嫉恨吗？

⑦《伤寒类要》：书名未见于《本草纲目·序例卷》中"引据古今医家书目"。

⑧《圣惠方》：即《太平圣惠方》。北宋官修方术，由王怀隐、王祐等人奉敕编写。收录了两汉至宋代以来16834首名方。后文中的《圣惠》即指此书。

⑨发背：指发于背部的痈疽，相当于现代的背部化脓性蜂窝织炎、背部皮肤及皮下组织的感染性疾病。

⑩崔元亮《海上集验方》：崔元亮，即崔玄亮，唐代人，好道术医术，著有《海上集验方》，原书已佚。

【评析】

甘草补中益气，泻火解毒，润肺化痰，缓和药性，缓急止痛。通常药房中只有"甘草"，包括根和梢，在复方中作为佐使药。现代研究认为甘草具有肾上腺皮质激素样作用，所以有很好的抗炎、抗过敏、保肝、解毒作用。在中药配伍禁忌中，甘草反大戟、甘遂、芫花、海藻，动物实验证实甘草与前三药同用，增加了药物的毒性，临床上应予避免。甘草能否与海藻配伍，尚无定论，待今后研究探讨。

黄耆（芪）

【释名】时珍曰：耆①，
长也。黄耆色黄，为补药之
长。故名。今俗通作黄芪。
或作蓍②者非矣，蓍乃蓍龟
之蓍，音尸。

【修制】时珍曰：今
人但捶扁，以蜜水涂炙数
次，以熟为度。亦有以盐汤
润透，器盛，于汤瓶蒸熟切
用者。

【气味】甘，微温，无毒。

【主治】痈疽，久败疮，排脓止痛，大
风③癞疾④，五痔鼠瘘⑤，补虚，小儿百病。
（《本经》）

妇人子脏风邪气，逐五脏间恶血，补丈夫
虚损，五劳羸瘦，止渴，腹痛泄痢，益气，利阴
气。（《别录》）

治虚劳自汗，补肺气，泻肺火心火，实皮
毛，益胃气，去肌热及诸经之痛。（元素）

【发明】元素曰：黄芪甘温纯阳，其用有

五：补诸虚不足，一也；益元气，二也；壮脾胃，三也；去肌热，四也；排脓止痛，活血生血，内托阴疽，为疮家圣药，五也。又曰：补五脏诸虚，治脉弦自汗，泻阴火，去虚热，无汗则发之，有汗则止之。好古曰：黄芪治气虚盗汗，并自汗及肤痛，是皮表之药；治咯血，柔脾胃，是中州之药；治伤寒尺脉不至，补肾脏元气，是里药，乃上中下内外三焦之药也。杲曰：《灵枢》云：卫气者，所以温分肉而充皮肤，肥腠理而司开阖。黄芪既补三焦，实卫气，与桂同功；特比桂甘平，不辛热为异耳。但桂则通血脉，能破血而实卫气，芪则益气也。又黄芪与人参、甘草三味，为除躁热肌热之圣药。脾胃一虚，肺气先绝，必用黄芪温分肉，益皮毛，实腠理，不令汗出，以益元气而补三焦。震亨曰：黄芪补元气，肥白而多汗者为宜；若面黑形实而瘦者服之，令人胸满。

【附方】治渴补虚：男子妇人诸虚不足，烦悸焦渴，面色萎黄，不能饮食，或先渴而后发疮疖，或先痈疽而后发渴，并宜常服此药，平补气血，安和脏腑，终生可免痈疽之疾。用绵黄芪箭杆者去芦六两，一半生焙，一半以盐水润湿，饭上蒸三次，焙锉，粉甘草一两，一半生用，一半炙黄为末。每服二钱，白汤点服，早晨、日午各一服，亦可煎服，名黄耆六一汤。（《外科精要》）

肠风泻血：黄耆、黄连等分，为末，面糊丸绿豆大。每服三十丸，米饮下。（孙用和《秘宝方》）

【注释】

①耆（qí）：音义同"芪"。

②蓍（shī）：蓍草，古代常以其茎用作占卜。

③大风：中医术语，一指强烈的风邪；二指病名，也叫疠风。《素问·长刺节论》："骨节重，须眉堕，名曰大风。"相当于现代的麻风病。

④癞（lài）疾：指导致容貌改变的严重的顽固性皮肤病。也常指麻风病。

⑤鼠瘘：即瘰疬，颈前、颈侧的结节样病变，相当于现代的淋巴结核、淋巴结肿大、淋巴结炎等。

【评析】

黄芪为临床常用补气药，其功效为补气升阳、固表止汗、托疮生肌、利水退肿。现代药理研究认为，黄芪能够显著增强免疫功能，强心、促进造血功能、增加平滑肌和骨骼肌肌力，对于偏于气虚、阳虚证患者可以起到良好的治疗效果。但偏于阴血虚或有实热的患者，如朱震亨所说的"面黑形实而瘦者"，不宜服用。

人 参

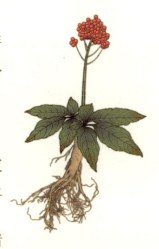

【释名】人薓[①],神草。时珍曰：人薓年深，浸渐长成者，根如人形，有神，故谓之人薓、神草。

【修制】《别录》曰：人参生上党山谷及辽东，二月、四月、八月上旬采根，竹刀刮暴干，无令见风。根如人形者有神。

时珍曰：上党，今潞州也。民以人参为地方害，不复采取。今所用者皆是辽参，其高丽、百济、新罗三国，今皆属于朝鲜矣。

李言闻[②]曰：人参生时背阳，故不喜见风日。凡生用宜㕮咀，熟用宜隔纸焙之，或醇酒润透㕮咀焙熟用，并忌铁器。

【气味】甘，微寒，无毒。

【主治】补五脏，安精神，定魂魄，止惊悸，除邪气，明目开心益智。（《本经》）

治肺胃阳不足，肺气虚促，短气少气，补中缓中，泻心肺脾胃中火邪，止渴生津液。（元素）

治男妇一切虚证，发热自汗，眩运③头痛，反胃吐食，痎疟④，滑泻久痢，小便频数淋沥，劳倦内伤，中风中暑，痿痹，吐血嗽血下血，血淋血崩，胎前产后诸病。（时珍）

【发明】言闻曰：人参生用气凉，熟用气温；味甘补阳，微苦补阴。人参气味俱薄。气之薄者，生降熟升；味之薄者，生升熟降。如土虚火旺之病，则宜生参，凉薄之气，以泻火而补土，是纯用其气也；脾虚肺怯之病，宜用熟参，甘温之味，以补土而生金，是纯用其味也。

【附方】四君子汤治脾胃气虚，不思饮食，诸病气虚者，以此为主。人参一钱，白术二钱，白茯苓一钱，炙甘草五分，姜三片，枣一枚，水二钟，煎一钟，食前温服，随证加减。（《和剂局方》）

脾胃虚弱，不思饮食：生姜半斤取汁，白蜜十两，人参末四两，银锅煎成膏，每米饮调服一匙。（《普济》）

喘急欲绝，上气鸣息者：人参末，汤服方寸

匕，日五六服效。（《肘后方》）

虚劳吐血甚者：先以十灰散止之，其人必困倦，法当补阳生阴，独参汤主之。好人参一两，肥枣五枚，水二钟，煎一钟服，熟睡一觉，即减五六，继服调理药。（葛可久《十药神书》⑤）

齿缝出血：人参、赤茯苓、麦门冬各二钱，水一钟，煎七分，食前温服，日再。苏东坡得此，自谓神奇。（《谈野翁试验方》⑥）

【注释】

①薓（shēn）：同"参"。

②李言闻：明代医家，字子郁，号月池，李时珍之父。曾任太医院吏目。《本草纲目》一书中也称之为"月池翁"。

③眩运：运，同"晕"，即眩晕，指自觉自身或外界物体旋转或摇动。

④痎疟（jiē nüè）：隔日发作的疟疾，也指经久不愈的疟疾。

⑤《十药神书》：元代医家葛可久所著，收载了十个治疗虚劳吐血的经验方及一个治疗骨病腰腿痛的民间验方。

⑥《谈野翁试验方》：明代民间名医谈野翁所著，原书已佚，《本草纲目》中收录了其中部分内容。

【评析】

从汉代至《本草纲目》中记载人参产于上党、冀州以及辽东、朝鲜，显示古代人参和党参是混为一谈的，至清代的本草著作才将人参、党参分开。目前临床上，人参主要指辽东及朝鲜半岛所产。人参大补元气，补肺益脾，安神。现代研究认为其通过提高内分泌功能、免疫功能、造血能力、兴奋中枢神经和强心作用，从而全面促进人体抗应激能力。对于久病大病体虚患者、急重症患者，有较好疗效。但人参并无养阴作用，阴血不足患者单用人参反而助火生热。体不虚或有内热的人，不适合服用。上党、冀州等太行山区出产的称为"党参"，药性较为平和，以补气健脾为主，多用于消化系统疾病。

沙 参

【释名】时珍曰：沙参白色，宜于沙地，故名。其根多白汁，俚人呼为羊婆奶。

【采制】时珍曰：沙参处处山原有之。八九月采者，白而实；春月采者，微黄而虚。

【气味】苦，微寒，无毒。

【主治】血积惊气，除寒热，补中，益肺气。（《本经》）

补虚，止惊烦，益心肺，并一切恶疮疥[①]癣及身痒，排脓，消肿毒。（《大明》）

清肺火，治久咳肺痿[②]。（时珍）

【发明】时珍曰：人参甘苦温，其体重实，专补脾胃元气，因而益肺与肾，故内伤元气者宜之。沙参甘淡而寒，其体轻虚，专补肺气，因而益脾与肾，故金能受火克者宜之。一补阳而生阴，一补阴而制阳，不可不辨之也。

【附方】肺咳热嗽：沙参半两，水煎服之。（《卫生易简方》③）

【注释】

①疥（jiè）：中医病名，一种有传染性、发作时奇痒难忍的皮肤病，由疥虫感染引起。

②肺痿（wěi）：中医病名，首见于《金匮要略·肺痿肺痈咳嗽上气脉证并治》："寸口脉数，其人咳，口中反有浊唾涎沫者何？师曰：为肺痿之病。"指肺脏长期虚损，导致肺叶痿弱不用，以咳吐浊唾涎沫为主要症状的病证。

③《卫生易简方》：明代胡濙（yíng）收集各地民间经验方编撰的医学著作。

【评析】

沙参润肺止咳，养胃生津。临床广泛应用于肺燥久咳、干咳少痰，或胃阴不足的口干舌燥、慢性萎缩性胃炎等治疗。

黄　精

【释名】时珍曰：黄精为服食要药，故别录列于草部之首，仙家以为芝草之类，以其得坤土之精粹，故谓之黄精。

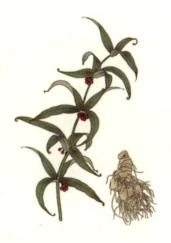

【修制】时珍曰：黄精野生山中，亦可劈根长二寸，稀种之，一年后极稠，子亦可种。

敩曰：凡采得以溪水洗净蒸之，从巳至子，薄切暴干用。

选①曰：饵黄精法：取瓮子去底，釜内安置得所，入黄精令满，密盖，蒸至气溜，即暴之。如此九蒸九暴。若生则刺人咽喉。

【气味】甘，平，无毒。

【主治】补中益气，除风湿，安五脏。（《别录》）

补五劳七伤，助筋骨，耐寒暑，益脾胃，润心肺。（《大明》）

补诸虚，止寒热，填精髓。（时珍）

【发明】时珍曰：黄精受戊己②之淳气，故为补黄宫③之胜品。土者万物之母，母得其养，则水火既济，木金交合，而诸邪自去，百病不生矣。《神仙芝草经》④云：黄精宽中益气，使五脏调良，肌肉充盛，骨髓坚强，其力增倍，多年不老，颜色鲜明，发白更黑，齿落更生。

【附方】补肝明目：黄精二斤，蔓菁子一斤淘，同和，九蒸九晒，为末。空心每米饮下二钱，日二服，延年益寿。（《圣惠方》）

补虚精气：黄精、枸杞子等分，捣作饼，日干为末，炼蜜丸梧子大。每汤下五十丸。（《奇效良方》⑤）

【注释】

①诜（shēn）：即孟诜，唐代著名学者、医药学家。著作《食疗本草》，是世界上现存最早的食疗专著，汇集古代食疗之大成，其观点与现代营养学颇为契合。

②戊己：指土。

③黄宫：此处为"中黄宫"，即脾脏。

④《神仙芝草经》：原书已不存，北宋《证类本草》黄精条下引用此书文字。

⑤《奇效良方》：明代董宿编撰。载方7000多首，以宋代至明初的医方为主。

【评析】

黄精健脾润肺，药性平和，既能补脾气，又能养脾阴，故临床常用于中老年常见的亚健康状态。生黄精黏液质有毒，且对咽喉有刺激作用，因此黄精必须炮制后方能使用。古代九蒸九晒的炮制方法是符合科学道理的。

知　母

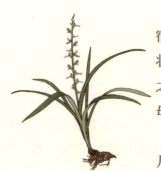

【释名】时珍曰：宿根之旁，初生子根，状如蚔萤①之状，故谓之蚔母，讹为知母、蝭母也。

【修制】时珍曰：凡用，肥润里白者，去毛切。引经上行则用酒浸焙干，下行则用盐水润焙。

【气味】苦，寒，无毒。

【主治】消渴热中，除邪气，肢体浮肿，下水，补不足，益气。（《本经》）

凉心去热，治阳明火热，泻膀胱、肾经火，热厥头痛，下痢腰痛，喉中腥臭。（元素）

泻肺火，滋肾水，治命门②相火有余。（好古）

【发明】杲曰：知母入足阳明、手太阴。其用有四：泻无根之肾火，疗有汗之骨蒸，止虚劳之热，滋化源之阴。

时珍曰：肾苦燥，宜食辛以润之。肺苦逆，

宜食苦以泻之。知母之辛苦寒凉，下则润肾燥而滋阴，上则清肺金而泻火，乃二经气分药也。黄檗③则是肾经血分药。故二药必相须而行，昔人譬之虾与水母，须相依附。

【附方】久近痰嗽，自胸膈下塞停饮，至于脏腑：用知母、贝母各一两为末，巴豆三十枚去油，研匀。每服一字④，用姜三片，二面蘸药，细嚼咽下，便睡，次早必泻一行，其嗽立止。壮人乃用之。一方不用巴豆。（《医学集成》⑤）

久嗽气急：知母去毛切五钱，隔纸炒，杏仁姜水泡去皮尖焙五钱，以水一钟半，煎一钟，食远温服。次以萝卜子、杏仁等分，为末，米长糊丸，服五十丸，姜汤下，以绝病根。（邓笔峰《杂兴方》⑥）

妊娠子烦⑦，因服药致胎气不安，烦不得卧者：知母一两，洗焙为末，枣肉丸弹子大。每服一丸，人参汤下。医者不识此病、作虚烦治，反损胎气。（杨归厚《产乳集验方》⑧）

【注释】

① 蚔（qí，zhǐ）蝱（méng）：虫名。

②命门：中医脏腑学说中，肾藏原气之处称为"命门"，是人体生理功能和生命活动的根源。《难经》："左者为肾，右者为命门。命门者，诸神精之所舍，原气之所系也。"

③黄檗（bò）：中草药名，现通作"黄柏"。清热燥湿、泻火解毒。

④一字：古代以唐代"开元通宝"钱币抄取药末，钱面共有四字，将药末填去钱面一字之量，称为"一字"，约合今之0.4克。

⑤《医学集成》：参考"引据古今医家书目"，为傅滋《医学集成》，又名《新刊医学集成》，明代医家傅滋编撰的综合性医书。

⑥《杂兴方》：明代邓笔峰所编撰的中医著作，原书已不存。

⑦子烦：中医病名，指妇女妊娠期间出现的烦躁不安、心烦难眠的病证。

⑧杨归厚《产乳集验方》：杨归厚，唐代书法家、官员，善医术，辑有《产乳集验方》，收方911条，原书已佚。

【评析】

知母清热泻火，滋肾润燥。能上清肺热而泻火，下润肾燥而滋阴，中泻胃火而除烦渴。与贝母同用治肺阴虚之燥咳，与黄柏同用治肾阴虚之火旺，与石膏同用治阳明胃经之热。常作为臣药用于各种实热或虚热证的治疗。

肉苁蓉

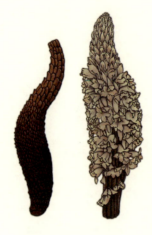

【释名】时珍曰：此物补而不峻，故有从容之号。

【修制】敦曰：凡使先须清酒浸一宿，至明以棕刷去沙土浮甲，劈破中心，去白膜一重，如竹丝草样。有此能隔人心前气不散，令人上气也。以甑蒸之，从午至酉取出，又用酥炙得所。

【气味】甘，微温，无毒。《别录》曰：酸、咸。

【主治】五劳七伤，补中，除茎中寒热痛，养五脏，强阴，益精气，多子，妇人癥瘕。（《本经》）

男子绝阳不兴，女子绝阴不产，润五脏，长肌肉，暖腰膝，男子泄精尿血遗沥，女子带下阴痛。（《大明》）

【发明】好古曰：命门相火不足者，以此补

之，乃肾经血分药也。

震亨曰：峻补精血，骤用，反动大便滑也。

【附方】补益劳伤，精败面黑：用苁蓉四两，水煮令烂，薄切细研精羊肉，分为四度，下五味，以米煮粥空心食。（《药性论》①）

汗多便秘：老人、虚人皆可用。肉苁蓉酒浸焙二两，研沉香末一两，为末，麻子仁汁打糊，丸梧子大。每服七十丸，白汤下。（《济生方》②）

消中易饥：肉苁蓉、山茱萸、五味子为末，蜜丸梧子大，每盐酒下二十丸。（《医学指南》③）

【注释】

①《药性论》：唐代甄权所著，本书主要论述各药的性味、君臣佐使配伍、禁忌、功效主治及炮制方法。原书已佚，后人从诸书中辑得佚文403条。

②《济生方》：又名《严氏济生方》。南宋严用和撰，医论80则，医方433首。所收诸方，多为作者尝试有效者，如归脾汤、加味肾气丸、橘皮竹茹汤等，至今仍广泛使用。本书明代后已佚，清代时根据《永乐大典》辑得医论56则，方240首。

③《医学指南》：书名见于《本草纲目·序例卷》中"引据古今医家书目"，已不可考。

【评析】

肉苁蓉补肾助阳，润肠通便。温而不燥，补而不峻，滑而不泄，药力和缓。现代药理研究发现其能够促进肾上腺皮质激素、雌激素和雄激素的分泌，对于老年人激素水平低下导致的各种症状有温和的改善作用。味道甘甜，可以作为药膳食用。但一般情况下，青少年不宜服用。

赤箭（天麻）

【释名】时珍曰：
"赤箭"以状而名，"独摇""定风"以性异而名，"离母""合离"以根异而名，"神草""鬼督邮"以功而名。"天麻"即赤箭之根。时珍曰：《本经》止有赤箭，后人称为天麻。

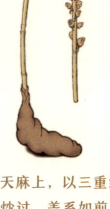

【修治】敩曰：修事天麻十两，剉①安于瓶中。用蒺藜子一镒②，缓火熬焦，盖于天麻上，以三重纸封系，从巳至未③取出。蒺藜炒过，盖系如前，凡七遍。用布拭上气汗，刀劈焙干，单捣用。若用御风草，亦同此法。

时珍曰：此乃治风痹药，故如此修事也。若治肝经风虚，惟洗净，以湿纸包，于糠火中煨熟，取出切片，酒浸一宿，焙干用。

【气味】辛，温，无毒。

【主治】蛊毒恶气。久服益气力，长阴肥健。

（《本经》）

主诸风湿痹，四肢拘挛，小儿风痫惊气，利腰膝，强筋力。（《开宝》④）

治风虚眩运头痛。（元素）

【发明】时珍曰：天麻乃肝经气分之药。《素问》云：诸风掉眩，皆属于肝。故天麻入厥阴之经而治诸病。按罗天益⑤云：眼黑头旋，风虚内作，非天麻不能治。天麻为定风草，故为治风之神药。今有久服天麻药，遍身发出红丹者，是其祛风之验也。

【附方】天麻丸：消风化痰，清利头目，宽胸利膈。治心忪烦闷，头运欲倒，项急，肩背拘倦，神昏多睡，肢节烦痛，皮肤瘙痒，偏正头痛，鼻齆⑥，面目虚浮，并宜服之。天麻半两，芎䓖二两，为末，炼蜜丸如芡子大。每食后嚼一丸，茶酒任下。（《普济方》）

腰脚疼痛：天麻、半夏、细辛各二两，绢袋二个，各盛药令均，蒸热交互熨痛处，汗出则愈。数日再熨。（《卫生易简方》）

【注释】

①剉（cuò）：音义同"锉"。

②镒（yì）：古代重量单位，一镒合二十两（一说合二十四两）。

③从巳至未：从巳时到未时，约4~6小时。巳时：上午9点到11点，又称"隅中"。未时：下午1点到3点，也称"日侧""日映"。

④《开宝》：即《开宝本草》，宋太祖开宝七年（974年），刘翰、马志等人奉敕重新官修本草，在唐代本草的基础上，修正谬误，新增了134种药物。

⑤罗天益：字谦甫，元代医学家，李杲（东垣）的弟子，撰有《卫生宝鉴》一书。

⑥齆（wèng）：鼻病鼻道堵塞，发音不清。

【评析】

天麻平肝息风，通络止痛。诸家本草论天麻，或言治风，或言治痫，或言治痉，或言治痹。李时珍结合脏腑病机，引《素问》"诸风掉眩，皆属于肝"，归纳"天麻入厥阴之经而治诸病"以论述天麻功效，言简意赅。现代药理研究发现天麻有很好的镇静、抗惊厥作用。但"久服天麻药，遍身发出红丹"，并非古人所认为的"天麻能祛风的应验"，而是出现了过敏反应，应立即停止服药。

术（含白术、苍术）

【释名】时珍曰：按六书本义，术字篆文像其根干枝叶之形。《吴普本草》[1]一名山芥，一名天蓟。因其叶似蓟，而味似姜、芥也。古方二术通用，后人始有苍、白之分。

【修治】颂曰：术今处处有之，以茅山、嵩山者为佳。春生苗，青色无桠。茎作蒿干状，青赤色，长三二尺以来。夏开花，紫碧色，亦似刺蓟花，或有黄白色者。入伏后结子，至秋而苗枯。根似姜而旁有细根，皮黑，心黄白色，中有膏液紫色。其根干湿并通用。陶隐居言术有二种，则《尔雅》[2]所谓枹[3]蓟，即白术也。今白术生杭、越、舒、宣州高山岗上，叶叶相对，上有毛，方茎，茎端生花，淡紫碧红数色，根作桠生。二月、三月、八月、九月采，暴干用，以大块紫花为胜。古方所用术者，皆白术也。宗奭曰：苍术长如大拇指，肥实，皮色褐，其气味辛烈，须米泔浸洗去皮用。白术粗促，色微褐，其气亦微辛苦而不烈。古方及《本经》止言术，不分苍、白二种；亦宜两审。

白 术

【气味】甘，温，无毒。

【主治】风寒湿痹，死肌痉疸，止汗除热消食。（《本经》）

治心腹胀满，腹中冷痛，胃虚下利，多年气痢，除寒热，止呕逆。（甄权）

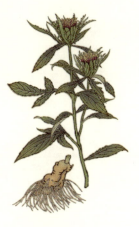

除湿益气，和中补阳，消痰逐水，生津止渴，止泻痢，消足胫湿肿，除胃中热、肌热。得枳实，消痞满气分。佐黄芩，安胎清热。（元素）

【发明】元素曰：白术除湿益燥，和中补气。其用有九：温中，一也；去脾胃中湿，二也；除胃中热，三也；强脾胃，进饮食，四也；和胃生津液，五也；止肌热，六也；四肢困倦，嗜卧，目不能开，不思饮食，七也；止渴，八也；安胎，九也。凡中焦不受湿不能下利。必须白术以逐水益脾。非白术不能去湿，非枳实不能消痞，故枳术丸以之为君。机^④曰：脾恶湿，湿胜则气不得施化，津何由生？故曰膀胱者津液之府，气化则能出焉。用白术以除其湿，则气得周流而津液生矣。

【附方】枳术汤：心下坚大如盘，边如旋杯，水饮所作。寒气不足，则手足厥逆，腹满胁鸣相逐。阳气不通即身冷，阴气不通即骨疼。阳前通则恶寒，阴前通则痹不仁。阴阳相得，其气乃行；大气一转，其气乃散。实则失气，虚则遗尿，名曰气分，宜此主之。白术一两，枳实七个，水五升，煮三升，分三服。腹中软即散。（仲景《金匮玉函》^⑤）

参术膏：治一切脾胃虚损，益元气。白术一斤，人参四两，切片，以流水十五碗浸一夜，桑柴文武火煎取浓汁熬膏，入炼蜜收之，每以白汤点服。（《集简方》）

老小滑泻：白术半斤黄土炒过，山药四两炒，为末，饭丸。量人大小，米汤服。或加人参三钱。（《濒湖集简方》）

苍　术

【修治】时珍曰：苍术性燥，故以糯米泔浸去其油，切片焙干用。亦有用脂麻同炒，以制其燥者。

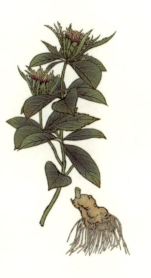

【气味】苦、温，无毒。时珍曰：白术甘而微苦，性温而和。赤术（苍术）甘而辛烈，性温而燥，阴中阳也，可升可降，入足太阴、阳明、手太阴、阳明、太阳之经。

【主治】风寒湿痹，死肌痉疸。（《本经》）

主头痛，消痰水，逐皮间风水结肿，除心下急满及霍乱吐下不止，暖胃，消谷嗜食。（《别录》）

除恶气，弭⑥灾沴⑦。（弘景）

治湿痰留饮或挟瘀血成窠囊，及脾湿下流，浊沥带下，滑泻肠风。（时珍）

【发明】时珍曰：张仲景辟一切恶气，用赤术同猪蹄烧烟。陶隐居亦言术能除恶气，弭灾沴。故今病疫及岁旦，人家往往烧苍术以辟邪气。

【附方】服术法：乌发，驻颜色，壮筋骨，明耳目，除风气，润肌肤，久服令人轻健。苍术不计多少，米泔水浸三日，逐日换水，取出刮去黑皮，切片暴干，慢火炒黄，细捣为末。每一斤，用蒸过白茯苓末半斤，炼蜜和丸梧子大，空心卧时热水下十五丸。别用术末六两，甘草末一两，拌和作汤点之，吞丸尤妙。忌桃、李、雀、蛤，及三白[8]、诸血。（《经验方》）[9]

面黄食少，男妇面无血色，食少嗜卧：苍术一斤，熟地黄半斤，干姜炮冬一两，春秋七钱，夏五钱，为末，糊丸梧子大，每温水下五十丸。《济生拔萃方》[10]

湿气身痛：苍术泔浸切，水煎，取浓汁熬膏，白汤点服。（《简便方》）

青盲雀目[11]：用苍术四两，泔浸一夜，切焙研末。每服三钱，猪肝三两，批开掺药在内，扎定，入粟米一合，水一碗，砂锅煮熟，薰眼，临卧食肝饮汁，不拘大人小儿皆治。（《圣

惠方》）

【注释】

①《吴普本草》：也称《吴氏本草》，魏晋时期吴普撰，载药441种，原书已佚，后代不少书中引述其中的内容。

②《尔雅》：我国历史上第一部辞典，成书于战国或两汉时期。

③枹（bāo）：杨枹、枹蓟，即白术。

④机：汪机，字省之，号石山居士，明代著名医家，新安医学流派的奠基人，著有《医学原理》《运气易览》《内经补注》等著作。门人集其效验医案成《石山医案》。

⑤《金匮玉函》：即《金匮玉函经》，是《伤寒论》的另一版本。

⑥弭（mǐ）：平息，停止，消除。

⑦沴（lì）：谓气不和而生的灾害。

⑧三白：通常指萝卜、葱白和薤（xiè）白。

⑨经验方：《本草纲目·序例卷》"引据古今医家书目"中有多人经验方，如龚氏、蔺氏等，具体不详。下文的《简便方》，可能为《杨起简便方》。

⑩《济生拔萃方》：元代杜思敬编辑的医学丛书，辑录金元时期医著19种，其中《杂类名方》为杜氏所

撰集。

⑪青盲雀目：两种中医眼病名。青盲，始见于《神农本草经》，指眼睛外观正常，但视力逐渐下降，或视野缩小，甚至失明的慢性眼病，相当于现代的眼底病变，或视神经病变。雀目，即夜盲症，指夜间视物不清的病证。

【评析】

白术、苍术，古时统称为"术"。至陶弘景始有赤术之名，《证类本草》将其一分为二。白术味甘而性温，归脾胃二经，具有补脾益气、燥湿利水之功，为补益脾气、健脾祛湿之要药。苍术味辛苦而性温，亦归脾胃二经。其性芳香燥烈，能辟秽化浊；外可散风除湿，内可燥湿去浊，为健脾燥湿、疏风除湿要药。所以脾弱不足之虚证多用白术，湿盛困脾之实证多用苍术。苍术中含有大量挥发油，民间自古有用苍术消毒空气的传统：一是端午前后研磨成粉制成香包随身携带，二是疫疠流行时用苍术、艾叶、白芷等燃烧烟熏。可供现代参考及进一步研究。

玄　参

【释名】黑参。时珍曰：玄，黑色也。

【修治】教曰：凡采得后，须用蒲草重重相隔，入甑蒸两伏时，晒干用。

【气味】苦，微寒，无毒。

【主治】腹中寒热积聚，女子产乳余疾，补肾气，令人目明。（《本经》）

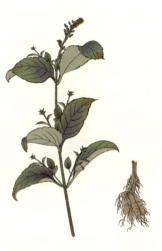

主暴中风伤寒，身热支满，狂邪忽忽不知人，温疟洒洒[①]，血瘕，下寒血，除胸中气，下水止烦渴，散颈下核，痈肿，心腹痛，坚癥，定五脏。（《别录》）

滋阴降火，解斑毒，利咽喉，通小便血滞。（时珍）

【发明】时珍曰：肾水受伤，真阴失守，孤阳无根，发为火病，法宜壮水以制火，故玄参与地黄同功。其消瘰疬[②]亦是散火，刘守真言结核③是火病。

　　【附方】诸毒鼠瘘：玄参渍酒，日日饮之。（《开宝本草》）

　　急喉痹风④：不拘大人小儿。玄参，鼠粘子半生半炒各一两为末，新水服一盏立瘥⑤。（《圣惠方》）

　　三焦积热：玄参、黄连、大黄各一两，为末，炼蜜丸梧子大。每服三四十丸，白汤下。小儿丸粟米大。（《丹溪方》）

　　【注释】

　　①洒洒：寒栗貌。指周身怕冷发抖。

　　②瘰疬（luǒ lì）：中医病名，颈前、颈侧的结节样病变，小者为瘰，大者为疬。相当于现代的淋巴结核、淋巴结肿大、淋巴结炎等。

　　③结核：古文中"结核"指结聚成果核状的小肿块，并非现代之结核杆菌感染性疾病。

　　④急喉痹风：通常称为"急喉痹"，中医病名。指咽痛、咽喉黏膜肿胀，甚者吞咽、呼吸困难为主要表现的急性病，相当于现代的急性咽喉炎。最早见于《素问·阴阳别论》："一阴一阳结，谓之喉痹。"

　　⑤瘥（chài）：病愈。

【评析】

玄参滋阴凉血，清热解毒。常用于咽喉、气管支气管炎症疾病，以及各种感染性、免疫性的皮肤斑疹。

丹　参

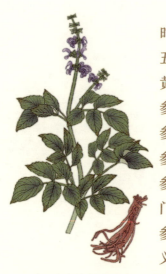

【释名】赤参。

时珍曰：五参五色配五脏。故人参入脾曰黄参，沙参入肺曰白参，玄参入肾曰黑参，牡蒙[①]入肝曰紫参，丹参入心曰赤参，其苦参则右肾命门之药也。古人舍紫参而称苦参，未达此义尔。

【气味】（根）苦，微寒，无毒。

【主治】心腹邪气，肠鸣幽幽如走水，寒热积聚，破癥除瘕，止烦满，益气。（《本经》）

养神定志，通利关脉，治冷热劳，骨节疼痛，四肢不遂，头痛赤眼，热温狂闷，破宿血，生新血，安生胎，落死胎，止血崩带下，调妇人经脉不匀，血邪心烦，恶疮疥癣，瘰赘肿毒丹毒，排脓止痛，生肌长肉。（《大明》）

活血，通心包络，治疝痛。（时珍）

【发明】时珍曰：丹参色赤味苦，气平而降，阴中之阳也。入手少阴、厥阴之经，心与包络血分药也。按《妇人明理论》[2]云：四物汤治妇人病，不问产前产后，经水多少，皆可通用。惟一味丹参散，主治与之相同。盖丹参能破宿血，补新血，安生胎，落死胎，止崩中带下，调经脉，其功大类当归、地黄、芎䓖、芍药故也。

【附方】丹参散：治妇人经脉不调，或前或后，或多或少，产前胎不安，产后恶血不下，兼治冷热劳，腰脊痛，骨节烦疼。用丹参洗净，切晒为末。每服二钱，温酒调下。（《妇人明理方》）

热油火灼，除痛生肌：丹参八两锉，以水微调，取羊脂二斤，煎三上三下，以涂疮上。（《肘后方》）

【注释】

①牡蒙：中药紫参的别名，一名"石见穿"。清热解毒，活血理气止痛。

②《妇人明理论》：古代妇科专著，作者、成书年代不详，原书已亡佚。下文中的"妇人明理方"为此书中方剂。

【评析】

丹参活血化瘀，养血安神。重点在活血化瘀，是临床上广泛应用的活血中药。心脑血管病、急慢性炎症、免疫性炎症有血瘀证者均可用。近代研究指出，本品含多种丹参酮、水溶性丹参素等，有改善外周循环、扩张冠状动脉、抗凝、抗炎等作用。

三　七

【释名】山漆，金不换。时珍曰：彼人言其叶左三右四，故名三七，盖恐不然。或云本名山漆，谓其能合金疮[①]，如漆粘物也，此说近之。金不换，贵重之称也。

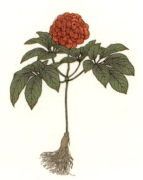

【修治】时珍曰：生广西南丹诸州番峒深山中，采根暴干，黄黑色。团结者，状略似白及[②]；长者如老干地黄，有节。味微甘而苦，颇似人参之味。

【气味】（根）甘、微苦，温，无毒。

【主治】止血散血定痛，金刃箭伤跌扑杖疮血出不止者，嚼烂涂，或为末掺之，其血即止。亦主吐血衄[③]血，下血血痢，崩中经水不止，产后恶血不下，血运血痛，赤目痈肿，虎咬蛇伤诸病。（时珍）

【发明】时珍曰：此药近时始出，南人军中用为金疮要药，云有奇功。又云：凡杖扑伤损，瘀血淋漓者，随即嚼烂，罨[④]之即止，青肿者即消散。若受杖时，先服一二钱，则血不冲心，杖后尤宜服之，产后服亦良。大抵此药气温、味甘微苦，乃阳明、厥阴⑤血分之药，故能治一切血病，与骐麟竭⑥、紫矿⑦相同。

【附方】吐血衄血：山漆一钱，自嚼米汤送下。或以五分，加入八核汤。（《濒湖集简方》）

赤痢血痢：三七三钱，研末，米泔水调服，即愈。（《濒湖集简方》）

大肠下血：三七研末，同淡白酒调一二钱服，三服可愈。加五分入四物汤，亦可。（《濒湖集简方》）

妇人血崩：方同"大肠下血"。

产后血多：山漆研末，米汤服一钱。（《濒湖集简方》）

无名痈肿，疼痛不止：山漆磨米醋调涂即散，已破者，研末干涂。（《濒湖集简方》）

虎咬蛇伤：山漆研末，米饮服三钱，仍嚼涂之。（《濒湖集简方》）

【注释】

①金疮：也作"金创"，金属利器对人体所造成的

创伤，并包括因创伤而致化脓溃烂成疮等。

②白及：通常写作"白芨"，中药名，收敛止血，消肿生肌，可用于各种出血。

③衄（nù）：鼻出血。

④罨（yǎn）：掩盖；敷。

⑤阳明、厥阴：此处代指足阳明胃经和足厥阴肝经，胃经为"多气多血之经"，肝主藏血，故中医理论认为出血多与此二经及所属脏腑有关。

⑥骐麟竭：同"麒麟竭"，即血竭，棕榈科植物麒麟竭的树脂，活血止血。

⑦紫矿：热带亚热带植物，其树皮中流出的红色汁液，可作为医用黏合剂，促进伤口愈合。

【评析】

三七活血止血，祛瘀止痛。为血证要药，适用于多种血证，祛瘀而不伤正、止血而不留瘀积是其特点，内服外用均有疗效。自李时珍第一次将本品收入本草以来，流传甚广。三七中含有多种成分，一些成分的药理作用相反，例如三七氨酸促进凝血，而三七总皂苷则能抑制血栓形成并促进血栓溶解。这是中药"双向调节作用"的药理机制。在人体中究竟起哪种作用，依赖于处方配伍以及人体当时所处的病理状态。

黄 连

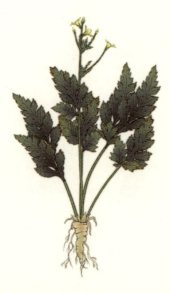

【释名】时珍曰：其根连珠而色黄，故名。

【修治】时珍曰：大抵有二种：一种根粗无毛有珠，鹰鸡爪形而坚实，色深黄；一种无多毛而中虚，黄色稍淡。各有所宜。

时珍曰：五脏六腑皆有火，平则治，动则病，故有君火、相火之说，其实一气而已。黄连入手少阴心经，为治火之主药：治本脏之火，则生用之；治肝胆之实火，则以猪胆汁浸炒；治肝胆之虚火，则以醋浸炒；治上焦之火，则以酒炒；治中焦之火，则以姜汁炒；治下焦之火，则以盐水或朴硝研细调水和炒；治气分湿热之火，则以茱萸汤浸炒；治血分块中伏火，则以干漆末调水炒；治食积之火，则以黄土研细调水和炒。诸法不独为之引导，盖辛热能制其苦寒，咸寒能制其燥性，在用者详酌之。

【气味】苦，寒，无毒。

【主治】热气，目痛眦伤泣出，明目，肠澼腹痛下痢，妇人阴中肿痛。（《本经》）

主五脏冷热，久下泄澼脓血，止消渴大惊，除水利骨，调胃厚肠①益胆，疗口疮。（《别录》）

治五劳七伤，益气，止心腹痛，惊悸烦躁，润心肺，长肉止血，天行热疾，止盗汗并疮疥。（《大明》）

去心窍恶血，解服药过剂烦闷及巴豆、轻粉②毒。（时珍）

【发明】元素曰：黄连性寒味苦，气味俱厚，可升可降，阴中阳也，入手少阴经。其用有六：泻心脏火，一也；去中焦湿热，二也；诸疮必用，三也；去风湿，四也；赤眼暴发，五也；止中部见血，六也。张仲景治九种心下痞，五等泻心汤皆用之。

时珍曰：黄连治目及痢为要药。古方治痢：香连丸，用黄连、木香；姜连散，用干姜、黄连；变通丸，用黄连、茱萸；姜黄散，用黄连、生姜。治消渴，用酒蒸黄连。治伏暑，用酒煮黄连。治下血，用黄连、大蒜。治肝火，用黄连、茱萸。治口疮，用黄连、细辛。皆是一冷一热，一阴一阳，寒因热用，热因寒用，君臣相佐，阴阳相济，最得制方之妙，所以有成功而无偏胜之害也。

时珍曰：《本经》《别录》并无黄连久服长生之说，惟陶弘景言道方久服长生。神仙传载封君达、黑穴公③，并服黄连五十年得仙。窃谓黄连大苦大寒之药，用之降火燥湿，中病即当止。岂可久服，使肃杀之令常行，而伐其生发冲和之气乎？……观此则寒苦之药，不但使人不能长生，久则气增偏胜，速天之由矣。当以《素问》之言为法，陶氏道书之说，皆谬谈也。

【附方】治痢香连丸：《李绛兵部手集》④治赤白诸痢，里急后重，腹痛。用宣黄连、青木香等分，捣筛，白蜜丸梧子大。每服二三十丸，空腹饮下，日再服，其效如神。久冷者，以煨蒜捣和丸之。不拘大人婴孺皆效。易简方：黄连茱萸炒过四两，木香面煨一两，粟米饭丸。钱仲阳香连丸：治小儿冷热痢，加煨熟词子肉。又治小儿泻痢，加煨熟肉豆蔻。又治小儿气虚泻痢腹痛，加白附子尖。刘河间治久痢，加龙骨。朱丹溪治禁口痢⑤，加石莲肉。王氏治痢渴，加乌梅肉，以阿胶化和为丸。

暴赤眼痛：宣黄连锉，以鸡子清浸，置地下一夜，次早滤过，鸡羽蘸滴目内。又方：苦竹两头留节，一头开小孔，入黄连片在内，油纸封，浸井中一夜。次早服竹节内水，加片脑少许，外洗之。海上方：用黄连、冬青叶煎汤洗之。选奇方：用黄连、干姜、杏仁等分，为末，绵包浸汤，闭目乘热淋洗之。

牙痛恶热：黄连末掺之，立止。（《李楼齐方》）

口舌生疮：《肘后》用黄连煎酒，时含呷之。赴筵散：用黄连、干姜等分，为末掺之。

【注释】

①厚肠：厚，此处为"强盛"之意，使动用法，使肠强盛有力。

②轻粉：中药名，为粗制的氯化亚汞（Hg_2Cl_2）结晶，古代外用治疗感染或传染性皮肤病。

③封君达、黑穴公：出自《后汉书·方术传》。汉代方士，号"青牛道士"，相传二百余岁乃入山而去。黑穴公：出自《抱朴子》，传说为彭祖的弟子。

④《李绛兵部手集》：即《李绛兵部手集方》，唐代李绛传方，薛弘庆撰。因李绛曾任兵部尚书，故冠名。原书已亡佚。

⑤禁口痢：现通常写作"噤（jìn）口痢"，痢疾的一种。因饮食不进或入口即吐，故名。

【评析】

黄连为毛茛科植物黄连或云连之干燥根茎。近世多为人工栽培，主产四川，故名川连。状若鸡爪，故亦名鸡爪连。清热燥湿、泻火解毒。本品之炮制方法，李时珍引述有猪胆汁炒、醋炒、酒炒、姜汁炒、盐水炒、朴硝汁炒、茱萸汤炒、干漆炒、黄土炒九种。现代炮制法常用三种：清头目之火，用酒炒黄连；清肝胃、降逆止呕，用吴茱炒黄连；余皆切片生用。现代研究黄连主要含小檗碱等大量生物碱，具有抗菌、抗病毒和抗原虫作用。且可调节胃肠功能，抑制肠液过多分泌，利胆，治疗消化系统疾病。《本草纲目》对久服黄连有益还是有害的争论的记载，反映了李时珍客观、思辨的科学态度。他以对《内经》理论的分析，并列举临床真实病例两方面，指出长期服用黄连泻火耗气，只能损伤正气令人短寿，批驳了"久服长生"的说法。

黄 芩

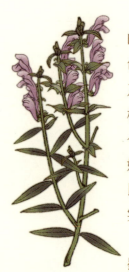

【释名】子芩，条芩。时珍曰：芩说文作菳[①]，谓其色黄也。或云芩者黔也，黔乃黄黑之色也。宿芩乃旧根，多中空，外黄内黑，即今所谓片芩，故又有腐肠、妒妇诸名。妒妇心黯，故以比之。子芩乃新根，多内实，即今所谓条芩。

【修治】颂曰：今川蜀、河东、陕西近郡皆有之。苗长尺余，茎干粗如箸，叶从地四面作丛生，类紫草，高一尺许，亦有独茎者，叶细长青色，两两相对，六月开紫花，根如知母粗细，长四五寸，二月、八月采根暴干。

【气味】苦，平，无毒。时珍曰：得酒，上行；得猪胆汁，除肝胆火；得柴胡，退寒热；得芍药，治下痢；得桑白皮，泻肺火；得白术，安胎。

【主治】诸热黄疸，肠澼泄痢，逐水，下血

闭，恶疮疽蚀火疡。（《本经》）

疗痰热胃中热，小腹绞痛，消谷，利小肠，女子血闭、淋、露[②]、下血，小儿腹痛。（《别录》）

治热毒骨蒸，寒热往来，肠胃不利，破拥气，治五淋，令人宣畅，去关节烦闷，解热渴。（甄权）

治风热湿热头疼，奔豚热痛，火咳肺痿喉腥，诸失血。（时珍）

【发明】元素曰：黄芩之用有九：泻肺热，一也；上焦皮肤风热风湿，二也；去诸热，三也；利胸中气，四也；消痰膈，五也；除脾经诸湿，六也；夏月须用，七也；妇人产后养阴退阳，八也；安胎，九也。

震亨曰：黄芩、白术乃安胎圣药，俗以黄芩为寒而不敢用，盖不知胎孕宜清热凉血，血不妄行，乃能安胎。黄芩乃上中二焦药，能降火下行，白术能补脾也。

时珍曰：洁古张氏言黄芩泻肺火，治脾湿；东垣李氏言片芩治肺火，条芩治大肠火；丹溪朱氏言黄芩治上中二焦火；而张仲景治少阳证小柴胡汤，太阳少阳合病下利黄芩汤，少阳证下后心下满而不痛泻心汤，并用之；成无己③言黄芩苦而入心，泄痞热。是黄芩能入手少阴阳明、手足太阴少阳六经矣。盖黄芩气寒味苦，色黄带绿，苦入心，寒胜热，泻心火，治脾之湿热，一则金不受刑，一则胃火不流入肺，即所以救肺也。肺虚不宜者，苦寒伤脾胃，损其母也。

【附方】肺中有火清金丸：用片芩炒为末，水丸梧子大每服二三十丸，白汤下。（《丹溪纂要》）

吐血衄血，或发或止，积热所致：黄芩一两，去中心黑朽者，为末，每服三钱，水一盏，煎六分，和滓温服。（《圣惠方》）

血淋热痛：黄芩一两，水煎热服。（《千金方》）

安胎清热：条芩、白术等分，炒为末，米饮和丸梧子大。每服五十丸，白汤下。或加神曲。（《丹溪纂要》④）

【注释】

①菳（qín）：音义同"芩"。

②露：此处指"恶露病"，中医病名，妇女娩出胎儿后，自阴道排出的少量血液及宫腔内膜，称为"恶

露"，通常 4~6 周可自行停止。若出现出血量多、淋漓不止或气味腥臭，则为"恶露病"。

③成无己：宋代医学家，著有《注解伤寒论》《伤寒明理论》等，是伤寒学派的重要医家。

④《丹溪纂要》：即《丹溪先生纂要》，明代卢和根据朱丹溪的各种医著加以删裁编著而成。

【评析】

黄芩为清热解毒之要药。现代研究表明，本品主要含黄酮类黄芩素等成分，有广谱抗菌、抗炎作用，还具有利胆、保肝、降脂作用，以及镇静、降压作用，在临床中广泛应用于感染性疾病、变态反应性疾病、消化系统疾病中。

茈胡（柴胡）

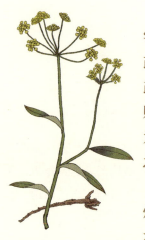

【释名】时珍曰：茈字有柴、紫二音，茈姜、茈草之茈皆音紫，茈胡之茈音柴。茈胡生山中，嫩则可茹，老则采而为柴，为苗有芸蒿、山菜、茹草之名，而根名柴胡也。

【修治】时珍曰：银州即今延安府神木县（今神木市），五原城是其废迹。所产柴胡长尺余而微白且软，不易得也。北地所产者，亦如前胡而软，今人谓之北柴胡是也，入药亦良。南土所产者，不似前胡，正如蒿根，强硬不堪使用。其苗有如韭叶者、竹叶者，以竹叶者为胜。其如邪蒿者最下也。

敩曰：凡采得银州柴胡，去须及头，用银刀削去赤薄皮少许，以粗布拭净，锉用。勿令犯火，立便无效也。

【气味】苦，平，无毒。

【主治】心腹肠胃中结气，饮食积聚，寒热

邪气，推陈致新。（《本经》）

除虚劳，散肌热，去早晨潮热，寒热往来，胆瘅①，妇人产前产后诸热，心下痞，胸胁痛。（元素）

治阳气下陷，平肝胆三焦包络相火，及头痛眩，目昏赤痛障翳，耳聋鸣，诸疟，及肥气②，寒热，妇人热入血室，经水不调，小儿痘疹余热，五疳羸热。（时珍）

【发明】时珍曰：劳有五劳，病在五脏。若劳在肝、胆、心及心包络有热，或少阳经寒热者，则柴胡乃手足厥阴少阳必用之药。劳在脾胃有热，或阳气下陷，则柴胡乃引清气、退热必用之药。惟劳在肺、肾者，不可用尔。

【附方】伤寒余热：伤寒之后，邪入经络，体瘦肌热，推陈致新，解利伤寒、时气、伏暑，仓卒③并治，不论长幼。柴胡四两，甘草一两，每用三钱，水一盏煎服。（许学士《本事方》④）

湿热黄疸：柴胡一两，甘草二钱半，作一剂，以水一碗，白茅根一握，煎至七分，任意时时服，一日尽。（孙尚药《秘宝方》⑤）

积热下痢：柴胡、黄芩等分，半酒半水煎七分，浸冷，空心服之。（《济急方》⑥）

【注释】

①胆瘅（dān 或 dàn）：古病名，出自《素问·奇病论》，胆病或胆热，主要表现为口苦。

②肥气：古病名，出自《灵枢·邪气藏府病形》。指胁下痞块如杯的疾患。另《难经》中亦有"肥气"之名，属五积中之肝积，指左肋下有痞块。

③仓卒：卒，同"猝"（cù），急迫匆忙。此处指快速救治。

④许学士《本事方》：即《普济本事方》，宋代许叔微撰，为许氏平生所验效方，并附以医案，具有很高的临床价值。

⑤孙尚药《秘宝方》：孙用和，北宋医家，曾任尚药奉御丞，故称"孙尚药"。著有《家传秘宝方》。

⑥《济急方》：未见于《本草纲目·序例卷》中"引据古今医家书目"（即李时珍著《本草纲目》所用的所有参考文献），不详。

【评析】

柴胡解表退热，疏肝解郁，升举阳气，为疏解少阳半表半里外邪之主药，杂病多用以疏肝解邪和升举阳气。现代药理研究表明，本品有显著的解热、镇静、抗炎、保肝等作用。广泛用于各种疾病导致的发热，以及妇科疾病、精神心理疾病的治疗。

前　胡

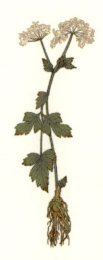

【修治】敩曰：修事，先用刀刮去苍黑皮并髭①土了，细锉，以甜竹沥②浸令润，日中晒干用。

【气味】苦，微寒，无毒。

【主治】痰满，胸胁中痞，心腹结气，风头痛，去痰下气，治伤寒寒热，推陈致新，明目益精。（《别录》）清肺热，化痰热，散风邪。（时珍）

【发明】时珍曰：前胡味甘辛，气微平，阳中之阴，降也。乃手足太阴阳明之药，与柴胡纯阳上升入少阳厥阴者不同也。其功长于下气，故能治痰热喘嗽痞膈呕逆诸疾，气下则火降，痰亦降矣。所以有推陈致新之绩，为痰气要药。陶弘景言其与柴胡同功，非矣。治证虽同，而所入所主则异。

【附方】小儿夜啼：前胡捣筛，蜜丸小豆大。日服一丸，熟水下，至五六丸，以瘥为度。

（《普济方》）

①髭（zī）：嘴边的胡子。髭土即根茎上附着的泥土。

②竹沥：中药名，竹子茎经火烤后所流出的液体。清肺降火，化痰。

【评析】

前胡宣肺散热，止咳化痰。凡外感所致之咳嗽，肺气郁闭之痰喘皆可应用。现代药理研究，其水煎剂能明显增加呼吸道的分泌，有祛痰作用，并有抗菌、抗病毒和抗真菌作用。李时珍对前胡与柴胡的细致对比，说明古人在不断的争论、否定、辨析中对药物的认识逐渐深入，这也是我们应当继承和发扬的优良传统。

防　风

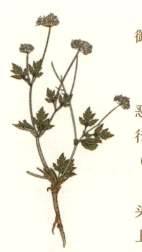

【释名】时珍曰：防者，御也。其功疗风最要，故名。

【气味】甘，温，无毒。

【主治】大风，头眩痛恶风，风邪目盲无所见，风行周身，骨节疼痹、烦满。（《本经》）

治上焦风邪，泻肺实，散头目中滞气，经络中留湿，主上部见血。（元素）

搜肝气。（好古）

【发明】元素曰：防风，治风通用，身半已[①]上风邪用身，身半已下风邪用梢，治风去湿之仙药也，风能胜湿故尔。能泻肺实，误服泻人上焦元气。

杲曰：防风治一身尽痛，乃卒伍卑贱之职，随所引而至，乃风药中润剂也。若补脾胃，非此引用不能行。凡脊痛项强，不可回顾，腰似折，项似拔者，乃手足太阳证，正当用防风。凡疮在胸膈已上，虽无手足太阳证，亦当用之，为能散结，去上部风。病人身体拘倦者，风也，诸疮见此证亦须用之。

【附方】自汗不止：防风去芦为末，每服二钱、浮麦煎汤服。朱氏集验方：防风用麸炒，猪皮煎汤下。

偏正头风：防风、白芷等分，为末，炼蜜丸弹子大。每嚼一丸，茶清下。（《普济方》）

【注释】

①已：同"以"。

【评析】

防风解表止泻，祛风止痉，为治风通用之药。本品辛温散风，甘缓不峻，故李杲谓为"风药中润剂也"。常用于外感风寒或风热所致之恶寒发热、头痛身疼，以及自身免疫病所致的关节疼痛。现代药理研究显示其有较好的解热镇痛及抗炎作用。

延胡索

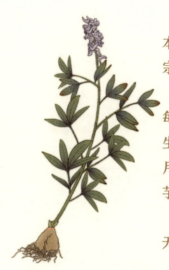

【释名】好古曰：本名玄胡索，避宋真宗讳，改玄为延也。

【集解】时珍曰：每年寒露后栽，立春后生苗，叶如竹叶样，三月长三寸高，根丛生如芋卵样，立夏掘起。

【气味】辛，温，无毒。

【主治】破血，妇人月经不调，腹中结块，崩中淋露，产后诸血病，血运①，暴血冲上，因损下血。煮酒或酒磨服。（《开宝》）

除风治气，暖腰膝，止暴腰痛，破癥癖，扑损瘀血，落胎。（《大明》）

治心气小腹痛。（好古）

活血利气，止痛，通小便。（时珍）

【发明】时珍曰：玄胡索味苦微辛，气温，入手足太阴、厥阴四经，能行血中气滞，气中血滞，故专治一身上下诸痛，用之中的，妙不可言。荆穆王妃胡氏，因食荞麦面着怒，遂病胃脘当心痛，不可忍。医用吐下行气化滞诸药，皆入口即吐，不能奏功。大便三日不通。因思《雷公炮炙论》云：心痛欲死，速觅延胡。乃以玄胡索末三钱，温酒调下，即纳入，少顷大便行而痛遂止。盖玄胡索能活血化气，第一品药也。

【附方】热厥心痛，或发或止，久不愈，身热足寒者：用玄胡索去皮，金铃子肉等分，为末，每温酒或白汤下二钱。（《圣惠方》）

妇人血气，腹中刺痛，经候不调：用玄胡索去皮醋炒，当归酒浸炒，各一两，橘红二两，为末，酒煮米糊丸梧子大。每服一百丸，空心艾醋汤下。（《济生方》）

【注释】

①血运：运，同"晕"。血晕，中医病名，指大出血后出现的头晕甚或晕厥。

【评析】

延胡索，亦名玄胡索、元胡索。活血散瘀，行气止痛。凡上下诸痛属于气滞血瘀者，均可用之。现代研究证实，本品含有延胡索乙素、丙素和甲素，均有显著镇痛作用，延胡索乙素的镇痛效力相当于吗啡的40%。

贝 母

【释名】时珍曰：诗云言采其莔[①]，即此。一作䖂[②]，谓根状如䖂也。

【集解】颂曰：二月生苗，茎细，青色。叶亦青，似荞麦叶，随苗出。七月开花，碧绿色，形如鼓子花。八月采根，根有瓣子，黄白色，如聚贝子。

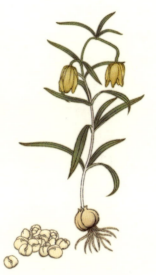

【修治】敩曰：凡使，先于柳木灰中炮黄，擘破，去内口鼻中有米许大者心一颗，后拌糯米于鏊上同炒，待米黄，去米用。

【气味】辛，平，无毒。

【主治】伤寒烦热，淋沥，邪气疝瘕，喉痹，乳难，金疮风痉。（《本经》）

消痰，润心肺。末和沙糖丸含，止嗽。烧灰油调，傅[③]人畜恶疮，敛疮口。（《大明》）

与连翘同服，主项下瘤瘿疾。（甄权）

115

【发明】机曰：俗以半夏有毒，用贝母代之。夫贝母乃太阴肺经之药，半夏乃太阴脾经、阳明胃经之药，何可以代？若虚劳咳嗽，吐血咯血、肺痿、肺痈、妇人乳痈、痈疽及诸郁之证，半夏乃禁忌，皆贝母为向导，犹可代也。至于脾胃湿热，涎化为痰，久则生火，痰火上攻，昏愦④僵仆⑤蹇涩⑥诸证，生死旦夕，亦岂贝母可代乎？

【附方】忧郁不伸，胸膈不宽：贝母去心，姜汁炒研，姜汁面糊丸。每服七十丸，征士锁甲煎汤下。（《集效方》⑦）

化痰降气：止咳解郁，消食除胀，有奇效。用贝母（去心）一两，姜制厚朴半两，蜜丸梧子大，每白汤下五十丸。（《笔峰方》⑧）

紫白癜斑：贝母、南星等分为末，生姜带汁擦之。谈野翁方以生姜擦动，醋磨贝母涂之。《圣惠方》以贝母、百部等分为末，自然姜汁调搽。

【注释】

① 莔（méng）：指中药贝母。

② 蝱（méng）：一种叮咬牛马或人类的小飞虫。

③傅（fū）：同"敷"，涂抹；搽。

④昏愦（kuì）：中医症状，指神志模糊，不省人事，甚至昏迷呼之不应。

⑤僵仆：中医症状，指身体僵硬而倒下。

⑥蹇（jiǎn）涩：蹇，一说同"謇"，语言迟钝，不流利；一说为肢体不利，行走困难。涩，不流利、不流畅之意。

⑦《集效方》：《本草纲目·序例卷》"引据古今医家书目"中有多人集效方，如《乘闲集效方》《阎孝忠集效方》《孙天仁集效方》等，具体不详。

⑧《笔峰方》：可能出自明代邓笔峰所编撰的《杂兴方》。

【评析】

贝母种类甚多，大致可分三类：一曰川贝母，二曰浙贝母，三曰土贝母。在《本草纲目》以前并无川贝、浙贝、土贝之分，明代《本草正》虽载"土贝母"一条，但系指浙贝母而言。清代医家叶天士的《临症指南医案》中明确地把川贝和浙贝作为两种药材分别使用。清代《本草从新》始分为三。

川贝母为百合科多年生草本植物乌花贝母、卷叶贝母、罗氏贝母、甘肃贝母、棱砂贝母之地下鳞茎。主产于四川、云南、甘肃及西藏等地。

浙贝母为百合科多年生草本植物浙贝母之地下鳞茎。原产于浙江象山县，故又名象贝。现主产于宁波鄞州区，其次为江苏、安徽、湖南等地。

土贝母为葫芦科植物土贝母之块茎，产于河南、河北、山东、山西、陕西等地。

川贝母，简称川贝，浙贝母又称象贝。川贝母、浙贝母均入肺心二经，具有清化热痰、开郁散结作用。浙贝母苦泄清降，除适于痰热郁肺所致之咳嗽外，对瘰疬痰核、痈肿疮毒之证，亦有殊功；川贝母苦甘微寒，滋润性强，能润肺化痰，适用于肺热咳嗽及肺虚劳嗽；土贝母味苦性寒，专散结毒、消痈肿，适用于乳痈瘰疬痰核疮疡肿毒，无止咳化痰之功。

山慈姑

【释名】时珍曰：
根状如水慈姑，花状
如灯笼而朱色，故有
诸名。

【集解】时珍曰：
山慈姑处处有之。冬月
生叶，如水仙花之叶而
狭。二月中抽一茎，如

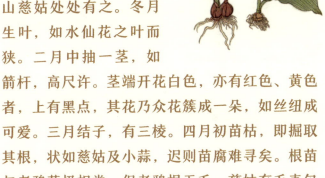

箭杆，高尺许。茎端开花白色，亦有红色、黄色
者，上有黑点，其花乃众花簇成一朵，如丝纽成
可爱。三月结子，有三棱。四月初苗枯，即掘取
其根，状如慈姑及小蒜，迟则苗腐难寻矣。根苗
与老鸦蒜极相类，但老鸦根无毛，慈姑有毛壳包
裹为异尔。用之去毛壳。

【气味】（根）甘，微辛，有小毒。

【主治】痈肿疮瘘瘰疬结核等，醋磨傅之。
亦剥人面皮，除野黯①。（藏器②）

主疔肿，攻毒破皮，解诸毒蛊毒，蛇虫狂犬
伤。（时珍）

【附方】痈疽疔肿、恶疮及黄疸：慈姑连根

同苍耳草等分，捣烂，以好酒一钟，滤汁温服。或干之为末，每酒服三钱。（《乾坤生意》[3]）

风痰痫疾：金灯花根（即山慈姑）似蒜者一个，以茶清研如泥，日中时以茶调下，即卧日中，良久，吐出鸡子大物，永不发。如不吐，以热茶投之。（《奇效良方》）

【注释】

①䵟䵴：（gǎn yùn）：面部的黑色斑点，即俗称的雀斑。

②藏器：陈藏器，唐代中药学家，撰《本草拾遗》，原书今已亡佚。

③《乾坤生意》：是一部综合性医书，内容包罗颇广。明代朱权撰。

【评析】

山慈姑清热解毒，化痰散结，故可治疮痈肿毒、瘰疬结核等证。现代药理研究显示其含有秋水仙碱，在辨证论治的复方中使用，对食道癌、乳腺癌、淋巴瘤、腺瘤等良恶性肿瘤，有一定软坚散结效果。但有毒性，可引起消化道反应、白细胞减少，严重者甚至引起呼吸抑制，故须谨慎使用。

白　茅

【释名】根名茹根、
兰根、地筋。时珍曰：茅
叶如矛，故谓之茅。其根
牵连，故谓之茹。易曰：
拔茅连茹是也。有数种，
夏花者为茅，秋花者为
菅。二物功用相近，而名
谓不同。

【集解】时珍曰：白
茅短小，三四月开白花成
穗，结细实。其根甚长，
白软如筋而有节，味甘，
俗呼丝茅，可以苫盖①，及供祭祀苞苴②之用，
《本经》所用茅根是也。

【气味】（茅根）甘，寒，无毒。

【主治】劳伤虚羸，补中益气，除瘀血血闭
寒热，利小便。（《本经》）

下五淋，除客热在肠胃，止渴坚筋，妇人崩
中，久服利人。（《别录》）

止吐衄诸血，伤寒哕逆③，肺热喘急，水肿

黄疸，解酒毒。（时珍）

【发明】时珍曰：白茅根甘，能除伏热，利小便，故能止诸血哕逆喘急消渴，治黄疸水肿，乃良物也。世人因微而忽之，惟事苦寒之剂，致伤冲和之气，乌足知此哉？

【附方】温病热哕：乃伏热在胃，令人胸满则气逆，逆则哕；或大下后，胃中虚冷，亦致哕也。茅根切，葛根切，各半斤，水三升，煎一升半，每温饮一盏，哕止即停。（庞安时《伤寒总病论》）

肺热气喘：生茅根一握，吹咀，水二盏，煎一盏，食后温服。甚者三服止，名如神汤。《圣惠方》

吐血不止：《千金翼》用白茅根一握，水煎服之。妇人良方用根洗捣汁，日饮一合。

【注释】

①苫（shān）盖：茅草编织的覆盖物。

②苞苴（jū）：裹鱼肉的草包。

③哕（yuě）逆：恶心干呕。

白茅根生津止渴而无滋腻之弊，凉血止血而无破血之患，利水通淋而无伤阴之虞。李时珍极为赞许，认为其"乃良物"，不应该因为其便宜、常见、药性平和，就轻视它。

龙　胆

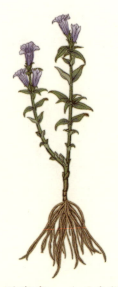

【释名】志①曰：叶如龙葵，味苦如胆，因以为名。

【修治】敩曰：采得阴干。用时，铜刀切去须、土、头、子，锉细，甘草汤浸一宿，漉出，暴干用。

【气味】苦、涩，大寒，无毒。

【主治】骨间寒热，惊痫邪气，续绝伤，定五脏，杀蛊毒。（《本经》）

客忤②疰气③，热病狂语，明目止烦，治疮疥。（《大明》）

退肝经邪热，除下焦湿热之肿，泻膀胱火。（李杲）

疗咽喉痛，风热盗汗。（时珍）

【发明】元素曰：龙胆味苦性寒，气味俱厚，沉而降，阴也，足厥阴、少阳经气分药也。其用有四：除下部风湿，一也；及湿热，二也；

脐下至足肿痛，三也；寒湿脚气④，四也。下行之功与防己同，酒浸则能上行，外行以柴胡为主，龙胆为使，治眼中疾必用之药。

时珍曰：相火⑤寄在肝胆，有泻无补，故龙胆之益肝胆之气，正以其能泻肝胆之邪热也。但大苦大寒，过服恐伤胃中生发之气，反助火邪，亦久服黄连反从火化之义。《别录》久服轻身之说，恐不足信。

【附方】一切盗汗：妇人、小儿一切盗汗，又治伤寒后盗汗不止。龙胆草研末，每服一钱，猪胆汁三两点，入温酒少许调服。（《杨氏家藏方》⑥）

咽喉热痛：龙胆擂水服之。（《集简方》）

暑行目涩：生龙胆捣汁一合，黄连浸汁一匙，和点之。（《危氏得效方》⑦）

【注释】

①志：此处指马志，宋代医家，参加校订《开宝本草》。

②客忤（wǔ）：中医病名，旧俗以婴儿见生客而患病为"客忤"。

③疳（gān）气：中医病名，指小儿形体消瘦，

食欲不振。

④脚气：脚气病，即维生素B1缺乏病，以从足向上升的对称性神经炎，感觉和运动障碍或心力衰竭为主要表现，并非足部皮肤真菌感染的"脚气"。

⑤相火：出自《素问·天元纪大论》："君火以明，相火以位。"相火是在君火的指挥下具体执行落实促进人体生长发育作用的动力。相火寄藏在肝胆。"相火妄动"是常见的病理状态。

⑥《杨氏家藏方》：南宋杨倓（tán）所辑方书，收内外妇儿五官各科方千余首。

⑦《危氏得效方》：即《世医得效方》，元代危亦林编撰，包括辑录古方及危氏五世家传经验医方共三千余首。其中五仁丸、十味温胆汤至今仍广为应用。

【评析】

龙胆味苦性寒，入肝、胆、膀胱经。清热燥湿，泻火定惊。善清肝胆实火与下焦湿热。举凡肝经郁火所致之目赤肿痛、胸胁刺痛、耳聋、耳肿以及下焦湿热之淋浊带下、阴肿阴痒诸症均可应用。但其大苦大寒，小量短期应用可健胃保肝，多用则伤胃伤肝。李时珍也指出，"过服恐伤胃中生发之气"，认为《名医别录》中所记载的"久服轻身"之说不可信。

当　归

【释名】时珍曰：古人娶妻为嗣续也，当归调血为女人要药，有思夫之意，故有当归之名，正与唐诗"胡麻好种无人种，正是归时又不归"①之旨相同。

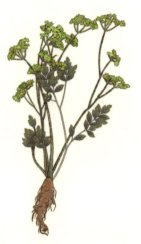

承②曰：当归治妊妇产后恶血上冲，仓卒取效。气血昏乱者，服之即定。能使气血各有所归，恐当归之名必因此出也。

【集解】时珍曰：今陕、蜀、秦州、汶州诸处人多栽莳为货。以秦归头圆尾多色紫气香肥润者，名马尾归，最胜他处；头大尾粗色白坚枯者，为镵③头归，止宜入发散药尔。韩㦮④言川产者力刚而善攻，秦产者力柔而善补，是矣。

【修治】时珍曰：凡物之根，身半已上，气脉上行，法⑤乎天；身半已下，气脉下行，法

127

乎地。人身法象天地，则治上当用头，治中当用身，治下当用尾，通治则全用，乃一定之理也。凡晒干乘热纸封瓮收之，不蛀。

【气味】甘，温，无毒。杲曰：甘，辛，温，无毒。入手少阴、足太阴、厥阴经血分。

【主治】咳逆上气，温疟寒热，洗洗[6]在皮肤中，妇人漏下绝子，诸恶疮疡金疮，煮汁饮之。（《本经》）

温中止痛，除客血内塞，中风痉汗不出，湿痹中恶，客气[7]虚冷，补五脏，生肌肉。（《别录》）

治一切风，一切气，补一切劳，破恶血，养新血，及癥癖，肠胃冷。（《大明》）

治头痛，心腹诸痛，润肠胃筋骨皮肤，治痈疽，排脓止痛，和血补血。（时珍）

【发明】元素曰：其用有三：一心经本药，二和血，三治诸病夜甚。凡血受病，必须用之。血壅而不流则痛，当归之甘温能和血，辛温能散内寒，苦温能助心散寒，使气血各有所归。

好古曰：入手少阴，以其心生血也；入足太阴，以其脾裹血也；入足厥阴，以其肝藏血也。头能破血，身能养血，尾能行血。全用，同人参、黄芪，则补气而生血；同牵牛、大黄则行气而破血。从桂、附、茱萸则热，从大黄、芒硝则寒。佐使分定，用者当知。酒蒸治头痛，诸痛皆属木，故以血药主之。

【附方】血虚发热当归补血汤：治肌热燥热，困渴引饮，目赤面红，昼夜不息，其脉洪大而虚，重按全无力，此血虚之候也。得于饥困劳役，证象白虎⑧，但脉不长实为异耳。若误服白虎汤即死，宜此主之。当归身酒洗二钱，绵黄芪蜜炙一两，作一服。水二钟，煎一钟，空心温服，日再服。（东垣《兰室秘藏》⑨）

心下痛刺：当归为末，酒服方寸匕。（《必效方》⑩）

妇人百病，诸虚不足者：当归四两，地黄二两，为末，蜜丸梧子大。每食前，米饮下十五丸。（《太医支法存方》）

产后血胀，腹痛引胁：当归二钱，干姜炮五分，为末。每服三钱，水一盏，煎八分，入盐、酢⑪少许，热服。（《妇人良方》⑫）

【注释】
①胡麻好种无人种，正是归时又不归：选自《全唐

129

诗》葛鸦儿所作《怀良人》："蓬鬓荆钗世所稀，布裙犹是嫁时衣。胡麻好种无人种，正是归时又不归。"

②承：陈承，宋代医家，参与校订《和剂局方》。

③镵（chán）：古代一种铁制的刨掘工具。

④韩懋（mào）：自号飞霞子，明武宗赐号"抱一守正真人"。明代医家，著有《韩氏医通》《海外奇方》等。临床常用的"三子养亲汤"就出自《韩氏医通》。

⑤法：动词，取法、效法。

⑥洗洗：同"洒洒"，指周身怕冷发抖。

⑦客气：中医名词，此处指外邪侵入体内的病理机制。

⑧白虎：此处指《伤寒论》"白虎汤证"：气分热盛，壮热面赤，烦渴引饮，汗出恶热，脉洪大有力。

⑨《兰室秘藏》：金元时期著名医学家李杲（东垣）的代表作之一，所录诸方多为东垣自创，配伍精当，疗效颇好。

⑩《必效方》：唐代著名学者、医药学家孟诜（shēn）所著。

⑪酢：古同"醋"。

⑫《妇人良方》：又名《妇人大全良方》，宋代陈自明撰，是现存最早的系统性妇产科专著。

【评析】

当归补血活血，调经止痛。在临床中广泛应用于各种虚证、心脑血管疾病、妇科病、自身免疫性疾病中。正如张元素所总结的，其头、身、尾的功用各有偏重，不同炮制、不同配伍可以得到截然不同的效果，充分体现了中药运用的灵动活泼。

芎 劳

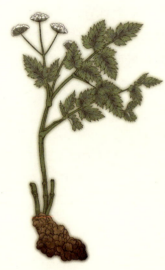

【释名】胡劳、川芎、山鞠穷。时珍曰：人头穹窿穷高，天之象也。此药上行，专治头脑诸疾，故有芎劳之名。以胡戎[①]者为佳，故曰胡劳。古人因其根节状如马衔，谓之马衔芎劳。后世因其状如雀脑，谓之雀脑芎。其出关中者，呼为京芎，亦曰西芎；出蜀中者，为川芎；出天台者，为台芎；出江南者，为抚芎，皆因地而名也。

【集解】时珍曰：蜀地少寒，人多栽莳，深秋茎叶亦不萎也。清明后宿根生苗，分其枝横埋之，则节节生根。八月根下始结芎劳，乃可掘取，蒸暴货之。

【气味】（根）辛，温，无毒。

【主治】中风入脑头痛，寒痹筋挛缓急，金

疮，妇人血闭无子。（《本经》）

一切风，一切气，一切劳损，一切血。补五劳，壮筋骨，调众脉，破癥结宿血，养新血，吐血鼻血溺血[2]，脑痈发背，瘰疬瘿赘，痔瘘疮疥，长肉排脓，消瘀血。（《大明》）

燥湿，止泻痢，行气开郁。（时珍）

【发明】元素曰：川芎上行头目，下行血海。能散肝经之风，治少阳厥阴经头痛[3]，及血虚头痛之圣药也。其用有四：为少阳引经，一也；诸经头痛，二也；助清阳之气，三也；去湿气在头，四也。

震亨曰：郁在中焦，须抚芎开提其气以升之，气升则郁自降。故抚芎总解诸郁，直达三焦，为通阴阳气血之使。

时珍曰：芎䓖，血中气药也。肝苦急，以辛补之，故血虚者宜之。辛以散之，故气郁者宜之。《左传》言麦曲、鞠穷（即芎䓖）御湿，治河鱼腹疾[4]。予治湿每加二味，其应如响也。血痢已通而痛不止者，乃阴亏气郁，药中加芎为佐，气行血调，立止。此皆医学妙旨，圆机之士，始可语之。

时珍曰：五味入胃，各归其本脏。久服则

增气偏胜，必有偏绝，故有暴夭之患。若药具五味，备四气，君臣佐使配合得宜，岂有此害哉？如芎䓖，肝经药也，若单服既久，则辛喜归肺，肺气偏胜，金来贼木，肝必受邪，久则偏绝，岂不夭亡，故医者贵在格物⑤也。

【附方】气虚头痛：真川芎䓖为末，腊茶调服二钱，甚捷。曾有妇人产后头痛，一服即愈。（《集简方》）

偏头风痛：京芎细锉，浸酒日饮之。（《斗门方》⑥）

崩中下血，昼夜不止。《千金方》：用芎䓖一两，清酒一大盏，煎取五分，徐徐进之。《圣惠》：加生地黄汁二合，同煎。

【注释】

①胡戎：我国古代对西北部民族的统称。

②溺血：溺，同"尿"。溺血即尿血。

③少阳厥阴经头痛：指头两侧及头顶疼痛。头侧面为少阳经所走行，头顶为厥阴经所走行。

④河鱼腹疾：腹泻。鱼烂先自腹内始，故有腹疾者，以栖生于河中的鱼类为喻。语出自《左传·宣公十二年》。

⑤格物：是中国古代儒家的重要概念，指穷究事物的道理。出自《礼记·大学》："致知在格物，物格而后知至。"

⑥《斗门方》：全书已无传本，作者及成书年代不详。

【评析】

芎䓖活血行气，祛风止痛。李时珍证诸实践，补出"燥湿，止泻痢，行气开郁"之功，称其为"血中气药"，能行气调血，燥湿升阳，使芎䓖之功用主治更臻完备。现代药理研究显示本品有较强的扩张心脑血管、缓解平滑肌痉挛的作用，因此对于因血管痉挛或平滑肌痉挛所导致的头晕头痛、胸闷胸痛、腹痛有较好效果。但本品系辛升耗气之品，阴虚火旺、下虚上盛者，应在配伍中合理应用。正如李时珍所说，任何药物都有气味的偏胜，"久服则增气偏胜，必有偏绝，故有暴夭之患"，当病情缓解、脏腑失调得以纠正，应及时调整用药。

白 芷

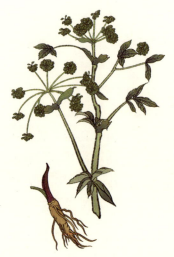

【释名】时珍曰：徐锴云，初生根干为芷，则白芷之义取乎此也。生于下泽，芬芳与兰同德，故骚人以兰茝[①]为咏，而本草有芳香、泽芬之名，古人谓之香白芷云。

【修治】时珍曰：今人采根洗刮寸截，以石灰拌匀，晒收，为其易蛀，并欲色白也。入药微焙。

【气味】（根）辛，温，无毒。

【主治】女人漏下[②]赤白，血闭阴肿，寒热，头风侵目泪出，长肌肤，润泽。（《本经》）

解利手阳明头痛，中风寒热，及肺经风热，头面皮肤风痹燥痒。（元素）

治鼻渊鼻衄，齿痛，眉棱骨痛，大肠风秘，小便去血，妇人血风眩运[③]，翻胃吐食，解砒毒

蛇伤，刀箭金疮。（时珍）

【发明】时珍曰：白芷色白味辛，行手阳明庚金；性温气厚，行足阳明戊土；芳香上达，入手太阴肺经。故所主之病不离三经。如头目眉齿诸病，三经之风热也；如漏带痈疽诸病，三经之湿热也。风热者辛以散之，湿热者温以除之。为阳明主药，故又能治血病胎病，而排脓生肌止痛。按王璆《百一选方》[4]云：王定国病风头痛，至都梁求明医杨介治之，连进三丸，即时病失。恳求其方，则用香白芷一味，洗晒为末，炼蜜丸弹子大。每嚼一丸以茶清或荆芥汤化下。遂命名都梁丸。其药治头风眩运，女人胎前产后，伤风头痛，血风头痛，皆效。

【附方】风寒流涕：香白芷一两，荆芥穗一钱，为末。蜡茶点服二钱。（《百一选方》）

小儿流涕：是风寒也。白芷末、葱白，捣丸小豆大，每茶下二十丸。仍以白芷末，姜汁调，涂太阳穴，乃食热葱粥取汗。（《圣惠方》）

小儿身热：白芷煮汤浴之。取汗避风。（《子母秘录》[5]）

头面诸风：香白芷切，以萝卜汁浸透，日干为末，每服二钱，白汤下。可或以搐鼻[6]。（《直

指方》）

眉棱骨痛：属风热与痰，白芷、片芩酒炒等分，为末。每服二钱，茶清调下。（《丹溪纂要》）

妇人白带：白芷四两，以石灰半斤，淹三宿，去灰切片，炒研末。酒服二钱，日二服。（《医学集成》）

痈疽赤肿：白芷、大黄等分，为末，米饮服二钱。（《经验方》）

【注释】

①芷（zhǐ）：植物名，即白芷。

②漏下：中医病名，出自《诸病源候论》，指妇人月经淋漓不断，古人以房屋漏雨喻此症状。

③血风眩运：运，同"晕"。指因出血过多或素体血虚，导致头目眩晕。

④王璆（qiú）《百一选方》：宋代医家王璆撰写的医方著作。

⑤《子母秘录》：唐代妇儿科著作，已亡佚。

⑥㗜（chù）鼻：㗜鼻法，中医外治法的一种，用研为细末，取少许吹入鼻孔，催嚏以开窍或达到其他治疗目的的治病方法。

【评析】

白芷祛风解表，燥湿通窍，消肿排脓。李时珍总括白芷功用在手足阳明及手太阴肺三经，言之甚是。白芷气味芳香浓烈，研末装入香囊，佩戴于小儿胸前，可以增加食欲、驱避蚊虫。涂抹于鼻孔前，可缓解感冒后鼻塞不通。

芍 药

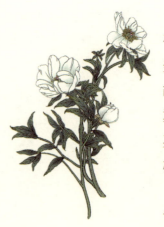

【**释名**】时珍曰：芍药，犹婥约也。婥约，美好貌。此草花容婥约，故以为名。罗愿《尔雅翼》[①]言，制食之毒，莫良于勺，故得药名，亦通。

【**集解**】时珍曰：昔人言洛阳牡丹、扬州芍药甲天下。今药中所用，亦多取扬州者。十月生芽，至春乃长，三月开花。其品凡三十余种，有千叶、单叶、楼子之异。入药宜单叶之根，气味全厚。根之赤白，随花之色也。

【**修治**】时珍曰：今人多生用，惟避中寒者以酒炒，入女人血药以醋炒耳。

【**气味**】苦，平，无毒。时珍曰：同白术补脾，同芎䓖泻肝，同人参补气，同当归补血，以酒炒补阴，同甘草止腹痛，同黄连止泻痢，同防风发痘疹，同姜、枣温经散湿。

【**主治**】邪气腹痛，除血痹，破坚积，寒热

疝瘕，止痛，利小便，益气。（《本经》）

通顺血脉，缓中，散恶血，逐贼血，去水气，利膀胱大小肠，消痈肿，时行寒热，中恶腹痛腰痛。（《别录》）

止下痢腹痛后重。（时珍）

【发明】时珍曰：白芍药益脾，能于土中泻木。赤芍药散邪，能行血中之滞。《日华子》②言赤补气，白治血，欠审矣。产后肝血已虚，不可更泻，故禁之。酸寒之药多矣，何独避芍药耶？以此，颂曰张仲景治伤寒多用芍药，以其主寒热、利小便故也。杲曰：或言古人以酸涩为收，本经何以言利小便？曰：芍药能益阴滋湿而停津液，故小便自行，非因通利也。曰：又言缓中何也？曰：损其肝者缓其中，即调血也，故四物汤用芍药。大抵酸涩者为收敛停湿之剂，故主手足太阴经收敛之体，又能治血海而入于九地之下③，后至厥阴经。白者色在西方，故补；赤者色在南方，故泻。

【附方】腹中虚痛：白芍药三钱，炙甘草一钱，夏月加黄芩五分，恶寒加肉桂一钱，冬月大寒再加桂一钱。水二盏，煎一半，温服。（洁古《用药法象》④）

141

小便五淋：赤芍药一两，槟榔一个，面裹煨，为末。每服一钱，水一盏，煎七分，空心服。（《博济方》⑤）

衄血不止：赤芍药为末，水服二钱匕⑥。（《事林广记》⑦）

赤白带下，年深月久不瘥者：取白芍药三两，并干姜半两，锉熬令黄，捣末。空心水饮服二钱匕，日再服。广济方：只用芍药炒黑，研末，酒服之。（《贞元广利方》⑧）

【注释】

①罗愿《尔雅翼》：罗愿，南宋大臣，其人博学，长于考证，文章精练。《尔雅翼》为罗愿所著，是我国古代一部重要的字典。

②《日华子》：指《日华子诸家本草》，即《大明本草》，是五代时期一部本草书。

③治血海而入于九地之下：血海，即冲脉。九地，本指地下最深处，与九天相对；此指冲脉，因冲脉起于胞中，下出会阴，会阴一称下极，为身躯最下之处。

④洁古《用药法象》：洁古即张元素，金代著名医学家，易水学派的创始人。但《用药法象》是李杲（东垣）在张元素《珍珠囊》的基础上增加内容而成，并非张元素原著。

⑤《博济方》：原名《王氏博济方》，宋代王衮（yǎn）撰，明代后已佚。

⑥钱匕：古代量取固体中药粉末的器具及计量单位。指汉代的五铢钱量取药末至不散落为一钱匕，约合现代的2.4克。

⑦《事林广记》：宋代陈元靓以元代《事林广记》为蓝本编纂并配插图的类书，从礼仪、曲艺、巫蛊、日常生活、医学及器物等六大方面对中国古代生活进行了介绍，是研究中国古代日常生活、民俗礼仪的重要史料。

⑧《贞元广利方》：又称《贞元集要广利方》《广利方》《正元广利方》。唐德宗李适撰，未见传世，后世《医心方》等均有引文。

【评析】

白芍，疏肝理气，柔肝养血，缓中止痛，平肝敛阴。赤芍，清热凉血，活血散瘀。芍药，古无赤白之分，《本经》《名医别录》所列主治皆兼括赤白芍药而言。李时珍分析赤白芍药之功用，论其配伍之法，言简而当。现代临床中仍是养血多用白芍，活血多用赤芍。

牡　丹

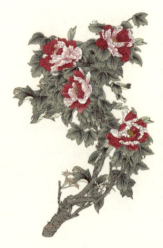

【释名】时珍曰：牡丹以色丹者为上，虽结子而根上生苗，故谓之牡丹。唐人谓之木芍药，以其花似芍药，而宿干似木也。群花品中，以牡丹第一，芍药第二，故世谓牡丹为花王，芍药为花相。

【集解】时珍曰：牡丹惟取红白单瓣者入药。其千叶异品，皆人巧所致，气味不纯，不可用。

【修治】（根皮）敩曰：凡采得根日干，以铜刀劈破去骨，剉如大豆许，用酒拌蒸，从巳至未，日干用。

【气味】辛，寒，无毒。

【主治】寒热，中风瘛疭[1]，惊痫邪气，除癥坚瘀血留舍肠胃，安五脏，疗痈疮。（《本经》）

通关腠[2]血脉，排脓，消扑损瘀血，续筋骨，除风痹，落胎下胞，产后一切冷热血气。
（《大明》）

和血生血凉血，治血中伏火，除烦热。
（时珍）

【发明】时珍曰：牡丹皮治手、足少阴、厥
阴四经血分伏火。盖伏火即阴火也，阴火即相火
也。古方惟以此治相火，故仲景肾气丸用之。后
人乃专以黄檗治相火，不知牡丹之功更胜也。

此乃千载奥秘，人所不知，今为拈出。赤花
者利，白花者补，人亦罕悟，宜分别之。

【附方】伤损瘀血：牡丹皮二两，虻虫
二十一枚，熬过同捣末，每旦温酒服方寸匕。血
当化为水下。（《贞元广利方》）

下部生疮，已决洞③者：牡丹末，汤服方寸
匕，日三服。（《肘后方》）

【注释】

①瘛疭（chì zòng）：亦称"瘛疭"，俗称"抽
风"。肢体痉挛抽搐的症状。出自《素问·诊要经终
论》："太阳之脉，其终也，戴眼、反折、瘛疭。"

②关腠（còu）：关节和腠理。腠理，人体肌肤之
间及脏腑中的空隙纹理。《史记·扁鹊仓公列传》：

"君有疾在腠理，不治将深。"

③决洞：破溃或穿孔。

【评析】

牡丹以根皮入药，称为"丹皮"。丹皮清热凉血，活血散瘀。入手足少阴厥阴四经血分，辛香能宣行血中之瘀滞，苦凉能清泄血分之伏火，凡血瘀、血热者皆能治之。李时珍谓"治血而伏火"，可谓独具只眼。现代药理研究显示其中所含大量丹皮酚、芍药苷，有显著的免疫抑制作用和抗凝作用，临床中广泛应用于各种自身免疫性疾病和血栓性疾病的治疗中。炒炭后，丹皮酚含量大量减少，又可抑制纤维蛋白溶解而治疗出血性疾病。

白豆蔻

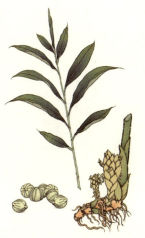

【集解】时珍曰：白豆蔻子圆大如白牵牛子，其壳白厚，其仁如缩砂仁，入药去皮炒用。

【气味】（仁）辛，大温，无毒。

【主治】积冷气，止吐逆反胃，消谷下气。（《开宝》）

散肺中滞气，宽膈进食，去白睛翳膜。（李杲）

治噎膈①，除疟疾寒热，解酒毒。（时珍）

【发明】时珍曰：按杨士瀛②云：白豆蔻治脾虚疟疾，呕吐寒热，能消能磨，流行③三焦，营卫一转，诸证自平。

【附方】胃冷恶心，凡食即欲吐：白豆蔻子三枚，捣细，好酒一盏，温服，并饮数服佳。（张文仲《备急方》④）

小儿吐乳胃寒者：白豆蔻仁十四个，缩砂仁十四个，生甘草二钱，炙甘草二钱，为末，常掺

入儿口中。（危氏《得效方》）

【注释】

①噎膈（yē gé）：中医病名，指食物吞咽受阻，或食入即吐的疾病。噎，吞咽时梗噎不顺；膈，胸膈阻塞，食入即吐。常见于现代医学的食管癌、食管狭窄、食管炎及贲门痉挛等病。

②杨士瀛：号仁斋，南宋著名医家，主要著作有《仁斋直指方》《伤寒类书活人总括》。

③流行：流通畅行。

④张文仲《备急方》：张文仲，唐代洛阳医家，善于总结治疗经验，著有《随身备急方》。该书已亡佚。

【评析】

白豆蔻为姜科植物白豆蔻的果实，理气宽中，和胃化湿。现代药理研究显示其富含挥发油，有调节胃肠功能、增强消化能力、抑制异常发酵作用，对于急慢性胃肠炎轻症、消化不良有较好作用。入药宜临用时磨碎用，以免芳香之气挥发。入汤剂应后下，不能久煎。

缩砂蔤（砂仁）

【释名】时珍曰：名义未详。藕下白蒻①多蔤②，取其密藏之意。此物实在根下，仁藏壳内，亦或此意欤？

【集解】志曰：生南地。苗似廉姜，子形如白豆蔻，其皮紧厚而皱，黄赤色，八月采之。

【气味】（仁）辛，温，涩，无毒。

【主治】虚劳冷泻，宿食不消，赤白泄痢，腹中虚痛下气。（《开宝》）

和中行气，止痛安胎。（杨士瀛）

补肺醒脾，养胃益肾，理元气，通滞气，散寒饮胀痞，噎膈呕吐，止女子崩中，除咽喉口齿浮热，化铜铁骨哽③。（时珍）

【发明】时珍曰：按韩懋医通云：肾恶燥，以辛润之。缩砂仁之辛，以润肾燥。又云：缩砂属土，主醒脾调胃，引诸药归宿丹田。香而能窜，和合五脏冲和④之气，如天地以土为冲和之气，故补肾药用同地黄丸蒸，取其达下之旨也。

【附方】痰气膈胀：砂仁捣碎，以萝卜汁浸透，焙干为末。每服一二钱，食远沸汤服。（《简便方》）

妊娠胎动，偶因所触，或跌坠伤损，致胎不安，痛不可忍者：缩砂熨斗内炒热，去皮用仁，捣碎。每服二钱，热酒调下。（《孙尚药方》）

一切食毒：缩砂仁末，水服一二钱。（《事林广记》）

【注释】

①白蒻（ruò）：藕的别称。

②蔤（mì）：藕在泥中的部分。

③骨哽：也作"骨鲠"，中医病名，指各种骨头、鱼刺或其他不同的异物，哽于咽喉或食道，表现为局部疼痛、吞咽不利，或呛咳咯血。在没有检查和手术设备的古代，医生常用促进胃和食管蠕动的药物，使哽噎在咽喉或食管的异物在蠕动波作用下向胃的方向滑动。

④冲和：淡泊平和。

【评析】

砂仁为姜科植物，入药有阳春砂仁与缩砂仁两种，二者功用相同，理气宽中，化湿和胃，安胎。现代药理研究显示其富含挥发油，对胃肠运动有双向调节作用，一方面，小剂量时增强胃肠平滑肌节律性运动，另一方面，增大剂量则可拮抗乙酰胆碱对肠管的兴奋作用，使病态兴奋而导致痉挛的肠管松弛，缓解痉挛性腹痛。这体现了中药的作用不是死板固定的，合理应用可以调节不同的病理状态。

郁　金

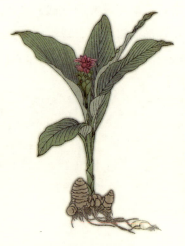

【集解】时珍曰：郁金有二：郁金香是用花，见本条；此是用根者。其苗如姜，其根大如小指头，长者寸许，体圆有横纹如蝉腹状，外黄内赤。人以浸水染色，亦微有香气。

【气味】（根）辛、苦，寒，无毒。

【主治】血积下气，生肌止血，破恶血，血淋尿血，金疮。（《唐本草》）

单用，治女人宿血气心痛，冷气结聚，温醋摩服之。（甄权）

治血气心腹痛，产后败血冲心①欲死，失心②颠狂蛊毒。（时珍）

【发明】时珍曰：郁金入心及包络，治血病。经验方治失心颠狂，用真郁金七两，明矾三两，为末，薄糊丸梧子大，每服五十丸，白汤下。有妇人颠狂十年，至人授此。初服心胸间有物脱去，神气洒然③，再服而苏。此惊忧痰血络聚心窍所致。郁金入心去恶血，明矾化顽痰故也。

【附方】厥心气痛不可忍：郁金、附子、干姜等分，为末。醋糊丸梧子大，朱砂为衣。每服三十丸，男酒女醋下。（《奇效方》）

衄血吐血：川郁金为末，井水服二钱。甚者再服。（《黎居士易简方》④）

尿血不定：郁金末一两，葱白一握，水一盏，煎至三合，温服，日三服。（《经验方》）

【注释】

①败血冲心：中医病名，指妇女产后由于恶露不下，出现发热、狂言呼叫，甚至发狂奔走等症状。在现代临床产后精神病、产后感染性脑病常可见上述症状。

②失心：中医病名，也叫"失心疯（风）""失心病"。《证治准绳》："癫病，俗谓之失心风。"症状为"或狂或愚，或歌或笑，或悲或泣，如醉如痴，言语有头无尾"，相当于现代的心理、精神性疾病。

③洒然：此处为顿时清爽的样子。

④《黎居士易简方》：黎居士，指黎民寿，南宋医

家，著有《简易方论》等著作。诸书国内未见，日本尚存。元代刊有《新刊黎居士简易方论》。

【评析】

郁金凉血清心，祛瘀止痛，行气解郁，利胆退黄。古代记载其能止血，但其为祛瘀凉血，适用于有瘀血的反复、陈旧性出血，而不适用于没有瘀滞的出血症。郁金还有清心醒神的作用，常参与在复方中应用于焦虑抑郁等心理疾病或精神疾病以"烦躁、多语、多动"为主要表现者。

莎草（香附子）

【释名】雀头香。
时珍曰：其草可为笠及
雨衣，疏而不沾，故字从
草从沙。其根相附连续而
生，可以合香，故谓之香
附子。上古谓之雀头香。
按《江表传》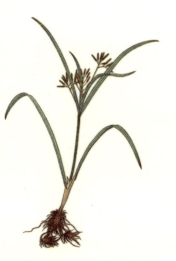云，魏文
帝遣使于吴求雀头香，即
此。其叶似三棱及巴戟，
而生下湿地，故有水三
棱、水巴戟之名。俗人呼为雷公头。

【集解】时珍曰：莎叶如老韭叶而硬，光泽
有剑脊棱。其根有须，须下结子一二枚，转相延
生，子上有细黑毛，大者如羊枣而两头尖。采得
燎去毛，暴干货之。

【修治】时珍曰：凡采得连苗暴干，以火燎
去苗及毛。用时以水洗净，石上磨去皮，用童子
小便浸透，洗晒捣用。或生或炒，或以酒醋盐水
浸，诸法各从本方。

【气味】（根）甘，微寒，无毒。时珍曰：

辛、微苦、甘，平。足厥阴、手少阳药也。能兼行十二经，入脉气分。得童子小便、醋、芎䓖、苍术良。

【主治】除胸中热，充皮毛，久服利人，益气，长须眉。《别录》

散时气寒疫，利三焦，解六郁，消饮食积聚，痰饮痞满，跗肿②腹胀，脚气，止心腹肢体头目齿耳诸痛，痈疽疮疡，吐血下血尿血，妇人崩漏带下，月候不调，胎前产后百病。（时珍）

【发明】时珍曰：香附之气平而不寒，香而能窜。其味多辛能散，微苦能降，微甘能和。乃足厥阴肝、手少阳三焦气分主药，而兼通十二经气分。生则上行胸膈，外达皮肤；熟则下走肝肾，外彻腰足。炒黑则止血，得童溲浸炒则入血分而补虚，盐水浸炒则入血分而润燥，青盐炒则补肾气，酒浸炒则行经络，醋浸炒则消积聚，姜汁炒则化痰饮。得参、术则补气，得归、苄（即地黄）则补血，得木香则疏滞和中，得檀香则理气醒脾，得沉香则升降诸气，得芎䓖、苍术则总解诸郁，得卮子（即栀子）、黄连则能降火热，得茯神则交济心肾③，得茴香、破故纸④则引气归元，得厚朴、半夏则决壅消胀，得紫

156

苏、葱白则解散邪气，得三棱、莪茂（即莪术）则消磨积块，得艾叶则治血气暖子宫，乃气病之总司，女科之主帅也。

【附方】心腹诸痛：艾附丸：治男女心气痛、腹痛、少腹痛、血气痛，不可忍者。香附子二两，蕲艾叶半两，以醋汤同煮熟，去艾炒为末，米醋糊丸梧子大，每白汤服五十丸。（《集简方》）

癥疝[5]胀痛及小肠气[6]：香附末二钱，以海藻一钱煎酒，空心调下，并食海藻。（《濒湖集简方》）

血气刺痛：香附子炒一两，荔枝核烧存性五钱，为末。每服二钱。米饮调下。（《妇人良方》）

诸般下血：香附，童子小便浸一日，捣碎，米醋拌焙为末。每服二钱，米饮下。

【注释】

①《江表传》：西晋人虞溥著的一本书，书已亡佚，部分内容被《三国志》所引用。江表，通常认为指三国时孙吴之地。

②跗（fū）肿：跗，同"趺"，即足背。跗肿即

足背肿。出自《素问·气交变大论》："脚下痛，甚则跗肿。"

③交济心肾：交通心肾，使水火相接济。中医认为，心在上，为火脏，君火所在；肾在下，为水脏，藏先天真阴，心肾之间的道路畅通，才能使心火与肾水相互流通循环。

④破故纸：即补骨脂，中药名。有温肾壮阳、温脾止泻、纳气平喘的功效。

⑤𤺠（tuí）疝：中医病名，指阴囊肿大。《素问·脉解》："厥阴所谓𤺠疝。"张子和解释为："𤺠疝，其状阴囊肿坠，如升如斗，不痒不痛者是也。"类似于现代斜疝或睾丸鞘膜积液。

⑥小肠气：也称"小肠疝气"，腹股沟或侧腹部看到或触及柔软包块，平卧可回复，为小肠等腹腔器官通过先天或后天形成的薄弱点、缺损或孔隙进入另一部位。

【评析】

香附子疏肝理气，调经止痛。李时珍对香附子论述甚详，从名实考证、采集炮制到配伍运用，都有精辟的见解。尤其是"发明"一节，所论更为精确，极尽香附之所长。今人用香附治病，大多不外乎此。

藿　香

【释名】时珍曰:
豆叶曰藿，其叶似之，
故名。

【集解】时珍曰:
藿香方茎有节中虚，叶
微似茄叶。洁古、东垣
惟用其叶，不用枝梗。
今人并枝梗用之，因叶
多伪故耳。

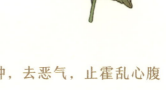

【气味】（枝叶）
辛，微温，无毒。

【主治】风水①毒肿，去恶气，止霍乱心腹
痛。（《别录》）

脾胃吐逆为要药。（苏颂）

助胃气，开胃口，进饮食。（元素）

温中快气②，肺虚有寒，上焦壅热，饮酒口
臭，煎汤漱之。（好古）

【发明】杲曰:芳香之气助脾胃，故藿香能
止呕逆，进饮食。好古曰:手、足太阴之药。故
入"顺气乌药散"则补肺，入"黄芪四君子汤"

则补脾也。

【附方】升降诸气：藿香一两，香附炒五两，为末，每以白汤点服一钱。（《经效济世方》③）

暑月吐泻：滑石炒二两，藿香二钱半，丁香五分，为末。每服一二钱，淅米泔调服。（《禹讲师经验方》④）

香口去臭：藿香洗净，煎汤，时时噙漱。（《摘玄方》⑤）

【注释】

①风水：中医病名，指以迅速出现的周身浮肿、关节疼痛、恶风为主要表现的水气病。《金匮要略·水气病脉证并治》："风水，其脉自浮，外证骨节疼痛，恶风。"

②快气：使气机畅快通利。

③④⑤《经效济世方》《禹讲师经验方》《摘玄方》：此三本书籍名称均见于《本草纲目》附录的"引据古今医家书目"，原书已不可考。

【评析】

藿香化湿和中，解表，解暑。现代药理研究显示其主要含甲基胡椒酚、广藿香醇等挥发油，调节胃肠功能，促进胃液分泌，且有抗菌和抗真菌作用。目前临床广泛用于胃肠型感冒、急慢性胃肠炎，以及消化不良等病症的治疗。

假苏（荆芥）

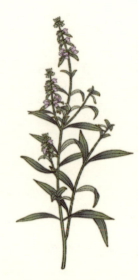

【**释名**】姜芥、荆芥。时珍曰：按《吴普本草》[1]云：假苏一名荆芥，曰苏、曰姜、曰芥，皆因气味辛香，如苏、如姜、如芥也。

【**集解**】时珍曰：荆芥原是野生，今为世用，遂多栽莳。二月布子生苗，炒食辛香。方茎细叶，似独帚叶而狭小，淡黄绿色。八月开小花，作穗成房，房如紫苏房，内有细子如葶苈子状，黄赤色，连穗收采用之。

【**气味**】（茎穗）辛，温，无毒。

【**主治**】寒热鼠瘘，瘰疬生疮，破结聚气，下瘀血，除湿疸。（《本经》）

治妇人血风及疮疥，为要药。（苏颂）

散风热，清头目，利咽喉，消疮肿，治项强，目中黑花，及生疮阴癞，吐血衄血，下血血痢，崩中痔漏。（时珍）

【发明】时珍曰：荆芥入足厥阴经气分，其功长于祛风邪，散瘀血，破结气，消疮毒。盖厥阴乃风木也，主血，而相火寄之，故风病血病疮病为要药。

【附方】风热牙痛：荆芥根、乌桕根、葱根等分，煎汤频含漱之。

产后中风：华佗愈风散：治妇人产后中风口噤，手足瘛疭如角弓，或产后血运，不省人事，四肢强直，或筑心眼倒，吐泻欲死。用荆芥穗子，微焙为末。每服三钱，豆淋酒调服，或童子小便服之。口噤则挑齿灌之，断噤则灌入鼻中，其效如神。

小便尿血：荆芥、缩砂等分。为末。糯米饮下三钱，日三服。（《集简方》）

头目诸疾，一切眼疾，血劳，风气头痛，头旋目眩：荆芥穗为末，每酒服三钱。（《龙树论》②）

【注释】

①《吴普本草》：又称《吴氏本草》，古代中药学著作，三国魏时期的吴普撰。

②《龙树论》：也称《龙树菩萨眼论》《眼科龙木

论》，是目前已知的我国最早的眼科专著，成书在 7 世纪以前，记载了金针治眼翳的方法。龙树是 3—4 世纪的印度高僧，人称龙树菩萨。北宋时期因避讳，称之为龙木。

【评析】

荆芥祛风解表，透疹消疮，止血。李时珍说，荆芥治"风病、血病、疮病为要药"，指出了荆芥的三个主要用途。其中治风病指疏散外风，用于外感及透疹；血病用之，取其炒黑或炒炭有止血作用；治疮病乃早期取其消散通利之作用。现代药理研究显示其有显著的抗炎作用，对金黄色葡萄球菌、白喉杆菌均有较强的抑菌作用，炒炭能使出血时间缩短。

薄　荷

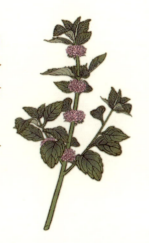

【集解】时珍曰:
薄荷，人多栽莳。二月
宿根生苗，清明前后分
之。方茎赤色，其叶对
生，初时形长而头圆，
及长则尖。吴越川湖人
多以代茶。

【气味】（茎叶）
辛，温，无毒。元素曰:
辛，凉。

【主治】贼风伤寒发汗，恶气心腹胀满，霍
乱，宿食不消，下气，煮汁服之，发汗，大解劳
乏，亦堪生食。（《唐本》）

清头目，除风热。（李杲）

利咽喉口齿诸病，治瘰疬疮疥，风瘙瘾疹。
捣汁含漱，去舌胎语涩。挼[①]叶塞鼻，止衄血。
涂蜂螫蛇伤。（时珍）

【发明】时珍曰:薄荷入手太明、足厥阴，
辛能发散，凉能清利，专于消风散热，故头痛头
风眼目咽喉口齿诸病，小儿惊热及瘰疬疮疥为

要药。

【附方】清上化痰，利咽膈，治风热：以薄荷末，炼蜜丸芡子大，每噙一丸。白沙糖②和之亦可。（《简便单方》）

风气瘙痒③：用大薄荷、蝉蜕等分，为末，每温酒调服一钱。（《永类钤方》④）

眼弦赤烂⑤：薄荷，以生姜汁浸一宿，晒干为末。每用一钱，沸汤泡洗。（《明目经验方》⑥）

【注释】

①挼（ruó）：揉搓。

②白沙糖：现写作"白砂糖"。

③风气瘙痒：中医病证，指突然发作或游走不定的皮肤瘙痒，类似于现代的荨麻疹。

④《永类钤方》：元代医家李仲南撰，其好友孙允贤加以订补而成。

⑤眼弦赤烂：中医病名，指眼睑边缘红肿溃烂，痒痛时作。可见于现代医学中的鳞屑病、睑缘炎。

⑥《明目经验方》：书名见于《本草纲目·序例卷》中"引据古今医家书目"，原书已不可考。

【评析】

薄荷疏散风热，清利头目，利咽透疹，疏肝行气。现代药理研究显示其富含多种挥发油，有发汗退热、抗炎、增加呼吸道黏液分泌稀释痰液作用，可用于急慢性上呼吸道炎症属风热、痰热者。另外，薄荷还有明显的利胆作用，可用于急慢性胆道炎症病变。薄荷气味芳香，口感清凉，泡水可作为夏季健康饮料。

苏（含苏茎叶、苏子）

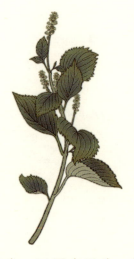

【释名】紫苏。时珍曰：苏（繁体为蘇）从稣，舒畅也。苏性舒畅，行气和血，故谓之苏。曰紫苏者，以别白苏也。

【集解】时珍曰：紫苏、白苏皆以二三月下种，或宿子在地自生。其茎方，其叶团而有尖，四围有巨齿，肥地者面背皆紫，瘠地者面青背紫，其面背皆白者即白苏，乃荏①也。紫苏嫩时采叶，和蔬茹之，或盐及梅卤作菹②食甚香，夏月作熟汤饮之。五六月连根采收，以火煨其根，阴干则经久叶不落。八月开细紫花，成穗作房，如荆芥穗。九月半枯时收子，子细如芥子而色黄赤，亦可取油如荏油。今有一种花紫苏，其叶细齿密纽，如剪成之状，香色茎子并无异者，人称回回苏云。

苏茎叶

【气味】辛，温，无毒。

【主治】下气，除寒中③，其子尤良。（《别录》）

解肌发表，散风寒，行气宽中，消痰利肺，和血温中止痛，定喘安胎，解鱼蟹毒，治蛇犬伤。（时珍）

【发明】时珍曰：紫苏，近世要药也。其味辛，入气分；其色紫，入血分。故同橘皮、砂仁，则行气安胎；同藿香、乌药，则温中止痛；同香附、麻黄，则发汗解肌；同芎藭、当归则和血散血；同木瓜、厚朴，则散湿解暑，治霍乱、脚气；同桔梗、枳壳，则利膈宽肠；同杏仁、莱菔子，则消痰定喘也。

【附方】感寒上气：苏叶三两，橘皮四两，酒四升，煮一升半，分再服。（《肘后方》）

伤寒气喘不止：用赤苏一把，水三升，煮一升，稍稍饮之。（《肘后方》）

食蟹中毒：紫苏煮汁饮二升。（《金匮要略》）

咳逆短气：紫苏茎叶二钱，人参一钱，水一

钟，煎服。（《普济》）

苏 子

【气味】辛，温，无毒。

【主治】下气，除寒温中。（《别录》）

治上气咳逆，冷气及腰脚中湿风结气。（甄权）

治风顺气，利膈宽肠，解鱼蟹毒。（时珍）

【发明】时珍曰：苏子与叶同功。发散风气宜用叶，清利上下则宜用子也。

【附方】顺气利肠：紫苏子、麻子仁等分，研烂，水滤取汁，同米煮粥食之。（《济生方》）

上气咳逆：紫苏子入水研滤汁，同粳米煮粥食。（《简便方》）

【注释】

①荏（rěn）：植物名，即白苏。

②菹（zū）：酢菜；腌菜。

③寒中：此处指寒邪伤及脾胃而出现的以脘腹疼痛、泄泻肠鸣为表现的病证。

170

【评析】

紫苏解表散寒,行气宽中。苏叶偏于散,发表散寒,理气和营并解鱼蟹毒;苏梗(茎)偏于通,理气解郁止痛;苏子偏于降,含脂能润,故下气宽肠,消痰润肺。紫苏对于受凉或者生冷食品所引起的胃部不适、恶心、轻度腹痛腹泻,可以起到较好作用。烹调鱼虾蟹的时候,加入紫苏,可以减少消化不良和过敏的发生。

菊

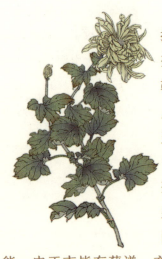

【释名】时珍曰：按陆佃《埤雅》[①]云：菊，本作蘜，从鞠。鞠，穷也。月令[②]：九月，菊有黄华[③]。华事至此而穷尽，故谓之。

【集解】时珍曰：菊之品凡百种，宿根自生，茎叶花色，品品不同。宋人刘蒙泉、范致能、史正志皆有菊谱，亦不能尽收也。大抵惟以单叶味甘者入药，菊谱所载甘菊、邓州黄、邓州白者是矣。甘菊始生于山野，今则人皆栽植之。其花细碎，品不甚高，蕊如蜜窠，中有细子，亦可捺种[④]。嫩叶及花皆可煤[⑤]食。白菊花稍大，味不甚甘，亦秋月采之。

【气味】（花）苦，平，无毒。

【主治】诸风头眩肿痛，目欲脱，泪出，皮肤死肌，恶风湿痹。（《本经》）

治头目风热，风旋[⑥]倒地，脑骨疼痛，身上

一切游风令消散，利血脉，并无所忌。（甄权）

养目血，去翳膜。（元素）

【发明】时珍曰：菊春生夏茂，秋花冬实，备受四气，饱经霜露，叶枯不落，花槁不零，味兼甘苦，性秉平和。昔人谓其能除风热，益肝补阴，盖不知其得金水之精英尤多，能益金水二脏⑦也。补水所以制火，益金所以平木，木平则风熄，火降则热除，用治诸风头目，其旨深微。黄者入金水阴分，白者入金水阳分，红者行妇人血分，皆可入药，神而明之，存乎其人。

【附方】风热头痛：菊花、石膏、川芎各三钱，为末。每服一钱半，茶调下。（《简便方》）

膝风疼痛：菊花，陈艾叶作护膝，久则自除。（《吴旻扶寿方》⑧）

酒醉不醒：九月九日真菊花为末，饮服方寸匕。（《外台秘要》⑨）

眼目昏花：双美丸：用甘菊花一斤，红椒去目六两，为末，用新地黄汁和丸梧子大。每服五十丸，临卧茶清下。（《瑞竹堂方》⑩）

【注释】

①《埤雅》：北宋陆佃著。凡二十卷，意在埤补《尔雅》，可视为古代动植物词典。埤（pí），增加之意。

②月令：《礼记》篇名。依照阴阳消长和五行相生的理论，安排四时十二月的政令。

③华：同"花"，花朵。

④捺（nà）种：插种。

⑤煠（zhá）：音义同"炸"。

⑥旋：同"眩"，眩晕。

⑦金水二脏：中医五脏分属五行，相互生、克、制、化。金脏指肺，水脏指肾。补肾水可以克制心火，益肺金可以克制肝木，以达到平衡。

⑧《吴旻扶寿方》：指《扶寿精方》，明代吴旻辑，书中汇编各科验方，以实用、简便为原则。

⑨《外台秘要》：唐代王焘所撰的综合性医学巨著，全书分1104门，载方6743首。

⑩《瑞竹堂方》：即《瑞竹堂经验方》，元代医家萨迁撰。现尚存日本复刻本。

【评析】

菊花疏风明目，清热解毒。主要用于眼睛及上呼吸道感染；现代药理研究显示其有降压、降脂、抗血管硬化的作用，广泛用于高血压、动脉硬化所导致的头痛头晕。菊花气味清香，口感清凉微苦，常用作代茶饮料。但其偏于寒凉，脾胃虚弱、平素胃痛便稀之人，不宜饮用。

艾

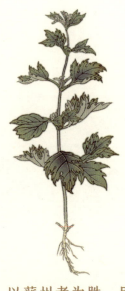

【释名】艾蒿。时珍曰：王安石《字说》①云：艾可乂②疾，久而弥善，故字从乂。医家用灸百病，故曰灸草。

【集解】时珍曰：艾叶，本草不著土产，但云生田野。宋时以汤阴复道者为佳，四明者图形③。近代惟汤阴者谓之北艾，四明者谓之海艾。自成化④以来，则以蕲州者为胜，用充方物，天下重之，谓之蕲艾。皆以五月五日连茎刈⑤取，暴干收叶。先君月池子⑥讳言闻，尝著蕲艾传一卷。有赞云：产于山阳，采以端午，治病灸疾，功非小补。

【修治】时珍曰：凡用艾叶，须用陈久者。治令细软，谓之熟艾。若生艾灸火，则伤人肌脉。故孟子云：七年之病，求三年之艾。拣取净叶，扬去尘屑，入石臼内木杵捣熟，罗去渣滓，取白者再捣，至柔烂如绵为度。用时焙燥，则灸火得力。入妇人丸散，须以熟艾，用醋煮干，捣成饼子，烘干再捣为末用。

【气味】（叶）苦，微温，无毒。时珍曰：入足太阴、厥阴、少阴之经。

【主治】灸百病。可作煎，止吐血下痢，下部䘌疮，妇人漏血，利阴气，生肌肉，辟风寒，使人有子。（《别录》）

止崩血、肠痔血，摶[7]金疮，止腹痛，安胎。苦酒作煎，治癣甚良。捣汁饮，治心腹一切冷气鬼气。（甄权）

温中逐冷除湿。（时珍）

【发明】时珍曰：艾叶生则微苦太辛，熟则微辛太苦，生温熟热，纯阳也。可以取太阳真火，可以回垂绝元阳。服之则走三阴，而逐一切寒湿，转肃杀之气为融和。灸之则透诸经，而治百种病邪，起沉疴之人为康泰，其功亦大矣。艾附丸治心腹少腹诸痛，调女人诸病，颇有深功。胶艾汤治虚痢，及妊娠产后下血，尤著奇效。老人丹田气弱，脐腹畏冷者，以熟艾入布袋兜其脐腹，妙不可言。寒湿脚气，亦宜以此夹入袜内。

【附方】脾胃冷痛：白艾末，沸汤服二钱。

（《卫生易简方》）

诸痢久下：艾叶、陈皮等分，煎汤服之，亦可为末，酒煮烂饭和丸，每盐汤下二三十丸。（《圣济总录》）

妊娠下血：张仲景曰：妇人有漏下者，有半产后下血不绝者，有妊娠下血者，并宜胶艾汤主之。阿胶二两，艾叶三两，芎劳、甘草各二两，当归、地黄各三两，芍药四两，水五升，清酒三升，煮取三升，乃纳胶令消尽，每温服一升，日三服。（《金匮要略》）

诸虫蛇伤，艾灸数壮甚良。（《集简方》）

【注释】

①《字说》：北宋王安石所撰。王安石认为汉字以音、形包含万物之理，故以此为出发点解字，其间多有穿凿附会之处，当时就颇受诟病。

②乂（yì）：治。

③四明者图形：四明，指今宁波一带。图形：模仿形象。此句意为"四明一带所产艾叶仅仅是样子相仿而已（效果不及汤阴艾叶）"。

④成化：明宪宗朱见深年号，1465 年至 1487 年。

⑤刈（yì）：割。

⑥月池子：李时珍的父亲李言闻，号"月池"，明代医家。

⑦搨（tà）：此处指涂抹药物后用布或纸包裹。

【评析】

艾温经止血，散寒调经，安胎。现代药理研究显示艾草含有大量挥发油，有抗过敏、祛痰平喘作用。炒炭后挥发油被破坏，余留的鞣质相对增多，有止血作用。

青 蒿

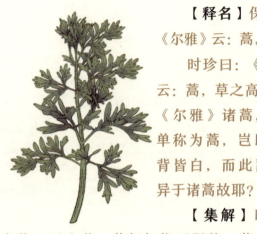

【释名】保昇[①]曰：
《尔雅》云：蒿，菣[②]也。

时珍曰：《晏子》[③]
云：蒿，草之高者也。按
《尔雅》诸蒿，独菣得
单称为蒿，岂以诸蒿叶
背皆白，而此蒿独青，
异于诸蒿故耶？

【集解】时珍曰：
青蒿二月生苗，茎粗如指而肥软，茎叶色并深
青。其叶微似茵陈，而面背俱青。其根白硬。
七八月开细黄花颇香。结实大如麻子，中有
细子。

【气味】（叶、茎、根、子）苦，寒，
无毒。

【主治】疥瘙痂痒恶疮，杀虱，治留热在骨
节间，明目。（《本经》）

治疟疾寒热。（时珍）

生捣傅金疮，止血止疼良。（苏恭）

【发明】颂曰：青蒿治骨蒸热劳④为最，古方单用之。

时珍曰：青蒿得春木少阳之气最早，故所主之证，皆少阳、厥阴血分之病也。按《月令》通纂，言伏内庚日⑤，采青蒿悬于门庭内，可辟邪气。阴干为末，冬至、元旦各服二钱亦良。

【附方】虚劳盗汗，烦热口干：青蒿一斤，取汁熬膏，入人参末、麦门冬末各一两，熬至可丸，丸如梧子大，每食后米饮服二十丸，名青蒿丸。（《圣济总录》）

疟疾寒热：用青蒿一握，水二升，捣汁服之。（《肘后方》）

鼻中衄血：青蒿捣汁服之，并塞鼻中，极验。（《卫生易简方》）

毒蜂螫人：嚼青蒿封之即安。（《肘后方》）

【注释】

①保昇：韩保昇，古代医家，五代后蜀人。后蜀主孟昶在位时，命其主修本草，编成《蜀重广英公本草》，简称《蜀本草》。原书已亡佚，《证类本草》及《本草纲目》采录部分内容。

②蒇（qìn）：药草。通俗指"青蒿"。

③《晏子》：即《晏子春秋》，记录晏子思想和轶事、典故的古代著作。晏婴，字平仲，春秋时齐国大夫，被尊称为"晏子"。

④骨蒸热劳：也称"骨蒸劳热"或"骨蒸潮热"，中医症状名，指患者自觉有热自骨髓向外透发。前文的"留热在骨节间"也是指此。

⑤伏内庚日：数伏天里的庚日。"伏"，表示阴气受阳气所压迫而伏藏之意，夏至后的第三个庚日为"数伏"，即伏天的开始。庚日，古代天文历法中以"天干加地支"来计数日期，即"干支计日法"。庚是"甲乙丙丁戊己庚辛壬癸"十天干中之一，每逢有庚字的日子叫作"庚日"，每十天重复一次。

【评析】

青蒿清热解暑，除蒸，截疟。《本经》早已收载。其叶、茎、根、子均可使用，功用大致相同。晋代葛洪《肘后方》以鲜品捣治；后世温热诸家常用青蒿组方，清潮热，退骨蒸，如青蒿鳖甲汤、蒿芩清胆汤等。现代医药学者根据前人经验，提取青蒿素用作治疗重症疟疾，取得良效，此乃我国医药学界重大发明之一。

茺蔚（含茺蔚子、茺蔚茎）

【**释名**】益母、益明、贞蔚。时珍曰：此草及子皆充盛密蔚，故名茺蔚。其功宜于妇人及明目益精，故有益母、益明之称。

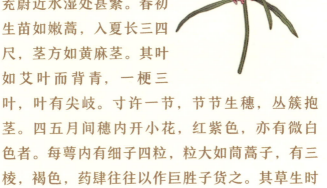

【**集解**】时珍曰：茺蔚近水湿处甚繁。春初生苗如嫩蒿，入夏长三四尺，茎方如黄麻茎。其叶如艾叶而背青，一梗三叶，叶有尖岐。寸许一节，节节生穗，丛簇抱茎。四五月间穗内开小花，红紫色，亦有微白色者。每萼内有细子四粒，粒大如茼蒿子，有三棱，褐色，药肆往往以作巨胜子货之。其草生时有臭气，夏至后即枯，其根白色。

【**修治**】（子）时珍曰：凡用，微炒香，亦或蒸熟，烈日曝燥，舂簸去壳，取仁用。

茺蔚子

【气味】辛、甘，微温，无毒。

【主治】明目益精，除水气。（《本经》）

治风解热，顺气活血，养肝益心，安魂定魄，调女人经脉，崩中带下，产后胎前诸病。久服令人有子。（时珍）

【发明】时珍曰：茺蔚子味甘微辛，气温，阴中之阳，手、足厥阴经药也。白花者入气分，紫花者入血分。治妇女经脉不调，胎产一切血气诸病，妙品也，而医方鲜知用。时珍常以之同四物、香附诸药治人，获效甚多。盖包络生血，肝藏血。此物能活血补阴，故能明目益精、调经，治女人诸病也。东垣李氏言瞳子散大者禁用茺蔚子，为其辛温主散，能助火也。愚谓目得血而能视，茺蔚行血甚捷，瞳子散大，血不足也，故禁之，非助火也。血滞病目则宜之，故曰明目。

茺蔚茎（益母草）

【气味】时珍曰：茎叶味辛、微苦。并无毒。

【主治】捣汁服，主浮肿，下水，消恶毒疔肿，乳痈丹游①等毒，并傅之。（苏恭）

活血破血，调经解毒，治胎漏产难，胎衣不下，血运血风血痛，崩中漏下，尿血泻血，疳痢痔疾，打扑内损瘀血，大便小便不通。（时珍）

【发明】时珍曰：益母草之根、茎、花、叶、实并皆入药，可同用。若治手、足厥阴血分风热，明目益精，调女人经脉，则单用茺蔚子为良。若治肿毒疮疡，消水行血，妇人胎产诸病，则宜并用为良。

【附方】产后血闭不下者：益母草汁一小盏，入酒一合，温服。（《圣惠方》）

带下赤白：益母草花开时采，捣为末，每服二钱，食前温汤下。（《集验方》）

小便尿血：益母草捣汁，服一升立瘥。（《外台秘要》）

疔毒已破：益母草捣敷甚妙。（《斗门方》）

【注释】

①丹游：通常称"游丹""遍身丹毒"，指丹毒之游走不定者，多见于小儿。丹毒，是以突然出现皮肤鲜红成片，色如涂丹，灼热肿胀，迅速蔓延为主要表现的急性感染性疾病，相当于现代医学的溶血性链球菌感染性网状淋巴管炎。

【评析】

益母草之根、茎、花、叶功用相同，一般以全草入药。其子名茺蔚子，与益母草功用大致相同。均可活血调经，为妇科要药。但益母草兼能行水消肿、散瘀解毒，故临床常作治疗急慢性水肿之用。而茺蔚子则兼有疏风清热、凉肝明目之功，故头目之属于风热者常用。现代药理研究显示其有兴奋子宫收缩、抗凝、利尿作用。

夏枯草

【释名】震亨曰：
此草夏至后即枯。盖禀
纯阳之气，得阴气则
枯，故有是名。

【集解】恭曰：
冬至后生，叶似旋复。
三月、四月开花，五月
便枯，四月采之。时珍
曰：原野间甚多。嫩苗

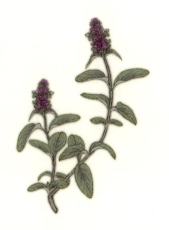

瀹①过，浸去苦味，油盐拌之可食。

【气味】（茎叶）苦、辛，寒，无毒。

【主治】寒热、瘰疬、鼠瘘②、头疮，破
癥，散瘿结气，脚肿湿痹。《本经》

【发明】时珍曰：《黎居士易简方》，夏枯
草治目疼，用沙（今写为砂）糖水浸一夜用，取
其能解内热，缓肝火也。

【附方】明目补肝：肝虚目睛痛，冷泪不
止，筋脉痛，羞明怕日。夏枯草半两，香附子一
两，为末。每服一钱，腊茶汤③调下。（《简要

济众》④）

赤白带下：夏枯草，花开时取，阴干为末。每服二钱，米饮下，食前。（《徐氏家传方》⑤）

瘰疬马刀⑥，不问已溃未溃，或日久成漏：用夏枯草六两，水二钟，煎七分，食远温服。虚甚者，则煎汁熬膏服。并涂患处，兼以十全大补汤加香附、贝母、远志尤善。此物生血，乃治瘰疬之圣药也。其草易得，其功甚多。（薛己《外科经验方》⑦）

【注释】

①瀹（yuè）：煮。

②鼠瘘：即颈、腋部的淋巴结核。亦瘰疬之别名。

③腊茶：流行于唐宋时期，宫廷茶品，是以芽茶蒸青后碾细末并杂以龙脑等香料压模而成的茶饼。

④《简要济众》：即《简要济众方》。翰林医官使周应，在宋代仁宗皇祐年间奉诏编撰的官修医学方书，明末已散佚。

⑤《徐氏家传方》：书名见于《本草纲目·序例卷》中"引据古今医家书目"，原书已不可考。

⑥马刀：亦瘰疬之别名。

⑦薛己《外科经验方》：明代著名医家薛己撰，详细论述肿疡、疔疮等外科病的验方。

【评析】

夏枯草清热泻火，明目，散结消肿。现代医学研究显示，夏枯草含有萜类、甾醇、多种苷类及熊果酸等有机酸，有降血压、利尿、消炎及抗肿瘤等作用。也是广东凉茶的常用材料。但药性苦寒，脾胃虚弱者不宜，也不宜长期使用。

续　断

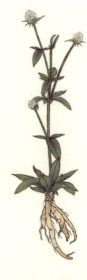

【释名】接骨。时珍曰：
续新、属折、接骨，皆以功命
名也。

【集解】时珍曰：续断
之说不一。今人所用，以川中
来，色赤而瘦，折之有烟尘起
者为良焉。

【修治】敩曰：凡采得
根，横切锉之，又去向里硬
筋，以酒浸一伏时，焙干，入
药用。

【气味】苦，微温，无毒。

【主治】伤寒，补不足，金疮痈疡折跌，续
筋骨，妇人乳难。久服益气力。（《本经》）

妇人崩中漏血，金疮血内漏，止痛生肌肉，
及踠伤[①]恶血腰痛，关节缓急。（《别录》）

【发明】时珍曰：宋张叔潜秘书知剑州时[②]，
其阁下病血痢，一医用平胃散一两，入川续断
末二钱半，每服二钱，水煎服即愈。绍兴壬子，
会稽时行痢疾。叔潜之子以方传人，往往有验。

小儿痢服之皆效。

　　【附方】妊娠胎动，两三月堕，预宜服此：
川续断酒浸，杜仲姜汁炒去丝，各二两，为末，
枣肉煮烂杵和丸梧子大。每服三十丸，米饮下。

　　打扑伤损，闪肭骨节：接骨草叶捣烂罨之，
立效。（《卫生易简方》）

　　【注释】

　　①踠伤：踠，屈也。踠伤，引申为压伤。

　　②宋张叔潜秘书知剑州时：本句的大意是：宋代秘
书郎张叔潜，任剑州知州时曾患血痢。

　　【评析】

　　续断补肝肾，壮筋骨，调血脉。现代药理研究显
示其有增强免疫作用，可促进骨组织新生。

枲耳（苍耳）

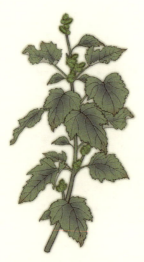

【释名】苍耳。

颂曰：诗人谓之卷耳，《尔雅》谓之苍耳，《广雅》[①]谓之枲[②]耳，皆以实得名也。

时珍曰：其叶形如枲麻，又如茄，故有枲耳及野茄诸名。

【集解】时珍曰：嫩苗炸熟，水浸淘拌食，可救饥。其子炒去皮，研为面，可作烧饼食。

【修治】《大明》曰：（实）入药炒熟，捣去刺用，或酒拌蒸过用。

【气味】甘，温，有小毒。

【主治】风头寒痛，风湿周痹，四肢拘挛痛，恶肉死肌，膝痛。（《本经》）

治一切风气，填髓暖腰脚，治瘰疬疥疮及瘙痒。（《大明》）

炒香浸酒服，去风补益。（时珍）

【附方】风湿挛痹：苍耳子三两，炒为末，以水一升半，煎取七合，去滓呷之。（《食医心镜》③）

牙齿痛肿：苍耳子五升，水一斗，煮取五升，热含之。冷即吐去，吐后复含。茎叶亦可，或入盐少许。（孙真人《千金翼》）

鼻渊流涕：苍耳子炒研为末，每白汤点服一二钱。（《证治要诀》④）

风瘙瘾疹身痒不止：用苍耳茎、叶、子等分为末，每服二钱，豆淋酒⑤调下。（《圣惠方》）

赤白汗斑：苍耳嫩叶尖，和青盐擂烂，五六月间擦之。（《摘玄方》）

鼻衄不止：苍耳茎叶捣汁一小盏服。（《圣惠方》）

【注释】

①《广雅》：我国古代的一部百科词典，成书于三国魏明帝太和年间（227—232），是仿照《尔雅》体裁编纂的一部训诂学汇编，相当于《尔雅》的续篇，取材范围更为广泛，故名《广雅》。

②枲（xǐ）耳：即苍耳。

③《食医心镜》：一名《食医心鉴》，唐代咎殷所撰。辑录食疗方138首，所选诸方简便灵验。原书佚，《类证本草》《医方聚类》等书均引录其内容。

④《证治要诀》：明代戴元礼撰。以朱丹溪学说为本，集前代诸家经验，参以个人心得见解，论述多种内科杂病及外、妇、五官科常见病的证治。

⑤豆淋酒：出自《鸡峰》，羌活一两，黑豆半升（炒热）。以酒一升，先煮羌活五六沸，去羌活，趁热淋到炒黑豆上，再煎三五沸，即是。

【评析】

苍耳根、茎、花、叶、果实均可入药，通鼻窍，祛风湿。古代多用于风寒头痛、风湿挛痹。自明代以后，多用其果实苍耳入药。此草全株有毒，以幼芽及果实为甚，内含苍耳苷，能损害肝肾等器官，故不可大量或长期使用，也要避免儿童误食中毒。

麻黄（含麻黄茎、麻黄根节）

【集解】《别录》曰：
麻黄生晋地及河东，立秋采
茎，阴干令青。

麻黄茎

【修治】弘景曰：用之
折去节根，水煮十余沸，以
竹片掠去上沫。沫令人烦，
根节能止汗故也。

【其味】苦，温，无
毒。时珍曰：麻黄微苦而辛，性热而轻扬。服
麻黄自汗不止者，以冷水浸头发，仍用扑法^①即
止。凡服麻黄药，须避风一日，不尔病复作也。
凡用须佐以黄芩，则无赤眼之患。

【主治】中风伤寒头痛，温疟，发表出汗，
去邪热气，止咳逆上气，除寒热，破癥坚积聚。
（《本经》）

去营中寒邪，泄卫中风热。（元素）

散赤目肿痛，水肿风肿，产后血滞。

195

（时珍）

【发明】好古曰：麻黄治卫实之药，桂枝治卫虚之药。二物虽为太阳证药，其实营卫药也。心主营为血，肺主卫为气。故麻黄为手太阴肺之剂，桂枝为手少阴心之剂。伤寒伤风而咳嗽用麻黄、桂枝，即汤液之源也。

时珍曰：麻黄乃肺经专药，故治肺病多用之。

【附方】天行热病：初起一二日者，麻黄一大两去节，以水四升煮，去沫，取二升，去滓，着米一匙及豉为稀粥。先以汤浴后，乃食粥，厚覆取汗，即愈。（孟诜《必效方》）

水肿脉沉：属少阴，其脉浮者为风，虚胀者为气，皆非水也。麻黄附子汤汗之。麻黄三两，水七升，煮去沫，入甘草二两，附子炮一枚，煮取二升半，每服八分，日三服，取汗。（《金匮要略》）

风痹②冷痛：麻黄去根五两，桂心二两，为末，酒二升，慢火熬如饧③，每服一匙，热酒调下，至汗出为度，避风。（《圣惠方》）

麻黄根节

【其味】甘，平，无毒。

【主治】止汗，夏日杂粉扑之。（弘景）

【发明】时珍曰：麻黄发汗之气快不能御，而根节止汗效如影响④，物理之妙，不可测度如此。自汗有风湿、伤风、风温、气虚、血虚、脾虚、阴虚、胃热、痰饮、中暑、亡阳、柔痉⑤诸证，皆可随证加而用之。当归六黄汤加麻黄根治盗汗尤捷。盖其性能行周身肌表，故能引诸药外至卫分而固腠理也。

【附方】盗汗阴汗：麻黄根、牡蛎粉为末扑之。

虚汗无度：麻黄根、黄芪等分，为末，飞面糊作丸梧子大。每用浮麦汤下百丸，以止为度。（《谈野翁试验方》）

【注释】

①扑法：也称"扑粉法"，是将药物研成细粉，撒扑于患处来治疗疾病的方法。下文"（麻黄根节）夏日杂粉扑之"就是实例。

②风痹（bì）：痹证，中医病名，指风寒湿侵袭人

体，经脉闭阻不通，从而导致肢体的筋骨、肌肉、关节出现疼痛、麻木、重着、屈伸不利等表现。其中以风邪为主的，病变部位不固定或游走性为突出特点的痹证，称为"风痹"或"行痹"。

③饧（xíng，又读táng）：名词，饴糖；动词，变软。此处用作名词。

④影响：如影子与回声一样，比喻反应迅速。

⑤柔痉（jìng）：中医病名，即痉病之有汗而不恶寒者。

【评析】

麻黄解表发汗，宣肺平喘，利水消肿。麻黄根止汗。现代药理研究显示，麻黄中含大量生物碱，有显著的抗炎、扩张支气管平滑肌、强心作用。但其药性温而发散，体虚之人需慎用。麻黄超常规使用可引起麻黄碱中毒，如头痛、心悸、心动过速、血压升高等症状，需立即停药，对症处理。另外，麻黄为肌肉兴奋剂，运动员禁用。

地黄（含干地黄、生地黄、熟地黄）

【释名】芐[①]、芑[②]、地髓。

【集解】时珍曰：今人惟以怀庆地黄为上，亦各处随时兴废不同尔。王旻《山居录》[③]云：地黄嫩苗，摘其旁叶作菜，甚益人。本草以二月、八月采根，殊未穷物性。八月残叶犹在，叶中精气，未尽归根。二月新苗已生，根中精气已滋于叶。不如正月、九月采者殊好，又与蒸曝相宜。

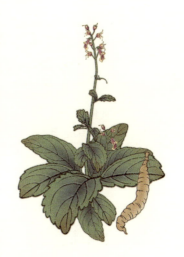

干地黄

【修治】时珍曰：《本经》所谓干地黄者，即生地黄之干者也。其法取地黄一百斤，择肥者六十斤洗净，晒令微皱。以拣下者洗净，木臼中捣绞汁尽，投酒更捣，取汁拌前地黄，日中晒

199

干，或火焙干用。

【气味】甘，寒，无毒。时珍曰：姜汁浸则不泥④膈，酒制则不妨胃。鲜用则寒，干用则凉。

【主治】伤中，逐血痹，填骨髓，长肌肉。作汤除寒热积聚，除痹，疗折跌绝筋。久服轻身不老，生者尤良。（《本经》）

凉血生血，补肾水真阴，除皮肤燥，去诸湿热。（元素）

生地黄

【气味】大寒。

【主治】妇人崩中血不止，及产后血上薄⑤心闷绝。伤身胎动下血，胎不落，堕坠跌折，瘀血留血，鼻衄吐血，皆捣饮之。（《别录》）

【发明】宗奭曰：《本经》只言干、生二种，不言熟者。如血虚劳热，产后虚热，老人中虚燥热者，若与生、干，当虑太寒，故后世改用蒸曝熟者。

时珍曰：《本经》所谓干地黄者，乃阴干、

日干、火干者，故又云生者尤良。《别录》复云生地黄者，乃新掘鲜者，故其性大寒。其熟地黄乃后人复蒸晒者。诸家本草皆指干地黄为熟地黄，虽主治证同，而凉血补血之功稍异，故今别出熟地黄一条于下。

熟地黄

【修治】时珍曰：近时造法：取沉水肥大者，以好酒入缩砂仁末在内，拌匀，柳木甑⑥于瓦锅内蒸令气透，晾干。再以砂仁酒拌蒸晾，如此九蒸九晾乃止。盖地黄性泥，得砂仁之香而窜，合和五脏冲和之气，归宿丹田故也。今市中惟以酒煮熟售者，不可用。

【气味】甘，微苦，微温，无毒。

【主治】填骨髓，长肌肉，生精血，补五脏内伤不足，通血肌，利耳目，黑须发，男子五劳七伤，女子伤中胞漏，经候不调，胎产百病。（时珍）

补血气，滋肾水，益真阴，去脐腹急痛，病后胫股酸痛。（元素）

【发明】元素曰：地黄生则大寒而凉血，血

热者须用之；熟则微温而补肾，血衰者须用之。又脐下痛属肾经，非熟地黄不能除，乃通肾之药也。

时珍曰：按王硕《易简方》[7]云：男子多阴虚，宜用熟地黄；女子多血热，宜用生地黄。又云：生地黄能生精血，天门冬引入所生之处；熟地黄能补精血，用麦门冬引入所补之处。虞抟《医学正传》[8]云：生地黄生血，而胃气弱者服之，恐妨食；熟地黄补血，而痰饮多者服之，恐泥膈。或云：生地黄酒炒则不妨胃，熟地黄姜汁炒则不泥膈。此皆得用地黄之精微者也。

【附方】 地黄煎：补虚除热，治吐血唾血，取乳石，去痈疖等疾。生地黄不拘多少，三捣三压，取汁令尽，以瓦器盛之，密盖勿泄气，汤上煮减半，绞去滓，再煎如饧，丸弹子大，每温酒服一丸，日二服。（《千金方》）

咳嗽唾血，劳瘦骨蒸，日晚寒热：生地黄汁三合，煮白粥临熟，入地黄汁搅匀，空心食之。（《食医心镜》）

小便血淋：生地黄汁、车前叶汁各三合，和煎服。（《圣惠方》）

①苄（hù）：草药名，地黄。

②芑（qǐ）：草药名，地黄。

③王旻《山居录》：唐代记载植物栽培技术的重要的古农书，也是现存最早的药材种植专著。原书已不存，宋元人汇编的《居家必用事类全集》中引录了该书的大量内容。

④泥（nì）：动词，阻隔、阻滞、滋腻之意。

⑤薄：同"迫"，侵犯、胁迫之意。

⑥甑（zèng）：古代蒸制食物所用器具，底部有许多小孔，类似现代的锅屉。

⑦王硕《易简方》：《易简方》是12世纪末期（金元时期）王硕撰写的医方著作，记载30种常用中药的药性及其单方验方、30首常用方以及10种丸药处方。

⑧虞抟《医学正传》：又名《医学正宗》，明代虞抟撰写的综合性医书。其学以朱丹溪为宗，参以诸家学说，以及虞氏家传经验、临床体会，收方1000余首。虞氏对咒禁、巫术、运气推算病期和治法等均持批判态度。

【评析】

目前临床上常用生地和熟地两种。生地即地黄干品，归于清热凉血药之类，清热凉血，养阴生津。现代药理研究其主要含有多种甾醇和多糖成分，可调节免疫，使过亢的体液免疫下降，保护肾上腺皮质网状带及肝细胞，改善交感肾上腺素能神经过亢导致的兴奋症状，减低毛细血管通透性，抑制血管内皮炎症，其中富含的黏液质促进各类腺体分泌，广泛应用于各类自身免疫性疾病、神经内分泌疾病。生地经反复蒸晒加工，成为熟地，其所含环烯醚萜、环烯醚萜苷和水溶性氨基酸大为减少，5-羟甲基糠醛的含量大幅度增加。熟地归补血药之类，补血养阴，填精益髓。熟地能显著促进骨髓造血，改善肾上腺皮质功能，但脾胃虚弱、痰浊内阻之人不宜使用。

牛　膝

【释名】时珍曰：
《本经》又名百倍，隐语
也，言其滋补之功，如牛
之多力也。其叶似苋，其
节对生，故俗有山苋、对
节之称。

【集解】时珍曰：
牛膝处处有之，谓之土牛
膝，不堪服食。惟北土及
川中人家栽莳者为良。秋间收子，至春种之。其
苗方茎暴节，叶皆对生，颇似苋叶而长且尖梢。
秋月开花，作穗结子，状如小鼠负虫，有涩毛，
皆贴茎倒生。九月采取根，水中浸两宿挼①去
皮，裹扎暴干。虽白直可贵，而挼去白汁入药，
不如留皮者力大也。

【修治】时珍曰：今惟以酒浸入药，欲下行
则生用，滋补则焙用，或酒拌蒸过用。

【气味】（根）苦、酸，平，无毒。

【主治】寒湿痿痹，四肢拘挛，膝痛不可屈
伸，逐血气，伤热火烂，堕胎。（《本经》）

205

治久疟寒热，五淋尿血，茎中痛，下利，喉痹口疮齿痛，痈肿恶疮伤折。（时珍）

【发明】时珍曰：牛膝乃足厥阴、少阴之药，所主之病，大抵得酒则能补肝肾，生用则能去恶血，二者而已。其治腰膝骨痛、足痿阴消、失溺久疟、伤中少气诸病，非取其补肝肾之功欤[2]？其治癥瘕心腹诸痛、痈肿恶疮、金疮折伤、喉齿淋痛尿血、经候胎产诸病，非取其去恶血之功欤？按《陈日华经验方》[3]云：方夷吾所编《集要方》[4]，予刻之临汀。后在鄂渚，得九江守王南强书云：老人久苦淋疾[5]，百药不效。偶见临汀《集要方》中用牛膝者，服之而愈。又叶朝议亲人患血淋，百治不效，一村医用牛膝根煎浓汁，日饮五服，名地髓汤。虽未即愈，而血色渐淡，久乃复旧。后十年病又作，服之又瘥。因检本草，见《肘后方》治小便不利茎中痛欲死，用牛膝并叶，以酒煮服之。今再拈出，表其神功。

【附方】消渴不止下元虚损：牛膝五两为末，生地黄汁五升浸之，日曝夜浸，汁尽为度，蜜丸梧子大，每空心温酒下三十丸，久服壮筋

骨，驻颜色，黑发，津液自生。（《经验方》）

口舌疮烂：牛膝浸酒含漱，亦可煎饮。
（《肘后方》）

牙齿疼痛：牛膝研末含漱，亦可烧灰置牙齿
间。（《千金方》）

【注释】

①挼（ruó）：揉搓。

②欤（yú）：语气助词，表示感叹、反诘或疑问。

③《陈日华经验方》：陈日华即陈晔，宋代官员，崇尚医药，编撰有《陈氏经验方》，并刊刻了方夷吾的《方氏家藏集要方》。

④方夷吾所编《集要方》：即《方氏家藏集要方》。方导，字夷吾，宋代医家。

⑤淋疾：古代病名，指小便出现滴沥涩痛的病症。《巢氏病源·诸淋候》："诸淋者，……肾虚则小便数，膀胱热则水下涩，数而且涩，则淋涩不宣，故谓之淋。"与现代的淋球菌感染所致的疾病无关。

【评析】

牛膝活血通经，补肝肾，强筋骨，利水通淋，引火（血）下行。目前临床有川牛膝和怀牛膝之分，川牛膝长于活血通经，怀牛膝长于补肝肾强筋骨。现代

207

药理研究显示其含有三萜皂苷（经水解后成为齐墩果酸和糖）、牛膝甾醇等甾体成分，以及精氨酸等多种氨基酸、铁铜等多种微量元素。

麦门冬

【释名】时珍曰：麦须曰虋[①]，此草根似麦而有须，其叶如韭，凌冬不凋，故谓之麦虋冬，及有诸韭、忍冬诸名。

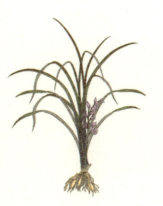

【集解】时珍曰：古人惟用野生者。后世所用多是种莳而成。其法：四月初采根，于黑壤肥沙地栽之。每年六月、九月、十一月三次上粪及耘灌。夏至前一日取根，洗晒收之。其子亦可种，但成迟尔。浙中来者甚良，其叶似韭而多纵纹且坚韧为异。

【修治】时珍曰：凡入汤液，以滚水润湿，少顷抽去心，或以瓦焙软，乘热去心。若入丸散，须瓦焙热，即于风中吹冷，如此三四次，即易燥，且不损药力。或以汤浸捣膏和药，亦可。滋补药，则以酒浸擂之。

【性味】甘，平，无毒。

【主治】心腹结气，伤中[②]伤饱，胃络脉绝，羸瘦短气。（《本经》）

治五劳七伤③，安魂定魄，止嗽，定肺痿④吐脓，时疾热狂头痛。（《大明》）

治肺中伏火，补心气不足，主血妄行，及经水枯，乳汁不下。（元素）

【发明】元素曰：麦门冬治肺中伏火，脉气欲绝者，加五味子、人参二味为生脉散，补肺中元气不足。

时珍曰：按赵继宗《儒医精要》⑤云：麦门冬以地黄为使，服之令人头不白，补髓，通肾气，定喘促，令人肌体滑泽。此方惟火盛气壮之人服之相宜，若气弱胃寒者，必不可饵也。

【附方】虚劳客热：麦门冬煎汤频饮。（《本草衍义》⑥）

齿缝出血：麦门冬煎汤漱之。（《兰室宝鉴》⑦）

咽喉生疮：脾肺虚热上攻也。麦门冬一两，黄连半两，为末，炼蜜丸梧子大，每服二十丸，麦门冬汤下。（《普济方》）

乳汁不下：麦门冬去心，焙为末，每用三钱，酒磨犀角约一钱许，温热调下。（《熊氏补遗》⑧）

【注释】

①虋（mén）：亦梁粟。为谷之良种。

②伤中：中医病名，此处指因饮食不节，过饱过饥，或过食膏粱厚味，损伤中焦脾胃之气，导致脾胃运化失职。相当于现代的消化不良或慢性胃肠炎。

③五劳七伤：五劳，作为病因有两种解释：其一出自《素问·宣明五气篇》："久视伤血，久卧伤气，久坐伤肉，久立伤骨，久行伤筋，是谓五劳所伤。"其二见《诸病源候论·五劳候》。志、思、心、忧、瘦（疲）五种过劳致病因素。作为疾病，见《证治要诀》：肝、心、脾、肺、肾五脏的虚劳病。七伤：作为病因，见《金匮要略·血痹虚劳病脉证并治》：食伤、忧伤、饮伤、房室伤、饥伤、劳伤、经络营卫气伤之统称。作为疾病指七种虚劳疾病，见《诸病源候论·虚劳病诸候》：阴寒、阴痿、里急、精连连、精少阴下湿、精清、小便苦数，临事不举七者。也有说为肺伤、脾伤、肝伤、肾伤、心伤、形伤、志伤。

④肺痿：中医病名，指肺叶痿弱不用，临床上以咳吐浊唾涎沫为主要症状，是肺脏的慢性虚损性疾患。

⑤《儒医精要》：明代赵继宗所著的一本医论著作。该书尖锐地批评了张仲景及其他古代名医，在中国医学史上极为罕见，被当时学者所指责，故传世甚少。流传至日本后得以重印和诠释。

⑥《本草衍义》：原名《本草广义》，北宋寇宗奭

撰，为药论性本草著作。

⑦《兰室宝鉴》：全书已无传本，作者及成书年代不详。

⑧《熊氏补遗》：又名《熊氏妇人良方补遗大全》，明代医家熊宗立撰，中医妇产科专著。

【评析】

麦门冬乃养阴润肺、清心益胃之药。凡虚劳烦热、热病消渴、津伤便秘之症，以此救阴润燥，最是相宜。现代药理研究显示其主要含麦冬皂苷类、异黄酮类和黏多糖等成分，有调节免疫、增加心肌收缩力、提高耐缺氧能力、促进腺体分泌、降糖等作用，补益、清热处方中常用。去心后味甘，无特殊气味，可煮水代茶，改善内火较大者口干心烦等症状。但脾胃虚寒便溏腹泻者，或湿阻痰凝脘腹胀满者，或外感咳嗽者，非此所宜。

败　酱

【释名】时珍曰：
南人采嫩者，暴蒸作菜
食，味微苦而有陈酱
气，故又名苦菜。
【集解】《别录》
曰：败酱生江夏川谷，八
月采根，暴干。

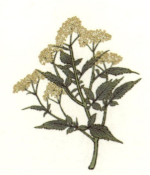

时珍曰：处处原野有之，俗名苦菜。春初
生苗，深冬始凋。初时叶布地生，似菘菜叶而狭
长，有锯齿，绿色，面深背浅。夏秋茎高二三尺
而柔弱，数寸一节。节间生叶，四散如伞。颠顶
开白花成簇，如芹花、蛇床子花状。结小实成
簇。其根白紫，颇似柴胡。

【气味】苦，平，无毒。时珍曰：微苦
带甘。

【主治】暴热火疮赤气，疥瘙疽痔，马鞍热
气。（《本经》）

治血气心腹痛，破癥结，催生落胞，血运鼻
衄吐血，赤白带下，赤眼障膜努肉①，聤耳②，疮
疖疥癣丹毒，排脓补瘘。（《大明》）

213

【发明】时珍曰：败酱乃手足阳明厥阴药也。善排脓破血，故仲景治痈及古方妇人科皆用之。乃易得之物，而后人不知用，盖未遇识者耳。

【附方】肠痈有脓：薏苡附子败酱汤：用薏苡仁十分，附子二分，败酱五分，捣为末，每以方寸匕，水二升，煎一升，顿服。小便当下，即愈。（张仲景《金匮玉函经》）

产后腹痛如椎刺者：败酱草五两，水四升，煮二升。每服二合，日三服。（《卫生易简方》）

【注释】

①努肉：努，同"胬（nǔ）"。中医病名，指眼球结膜增生而突起的肉状物。

②聤（tíng）耳：后文也写作"停耳"，中医病名，以耳道流脓、听力障碍为主要表现，相当于现代医学的中耳炎。

【评析】

败酱草清热解毒、排脓逐瘀。现代药理研究显示其有良好的抗菌、保肝利胆作用，且有明显的镇静助眠作用，临床上广泛用于急慢性中下消化系统炎症、泌尿系统炎症及妇科疾病。本品山区遍地可采，嫩者作蔬食，平淡易得，治有效验，不可忽之。

决　明

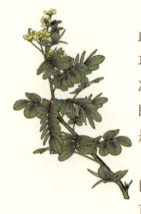

【释名】时珍曰：
此马蹄决明也，以明目之
功而名。又有草决明、石
决明，皆同功者。草决明
即青葙子，陶氏所谓萋蒿
是也。

【集解】《别录》
曰：十月十日采，阴干
百日。

【气味】（子）咸，平，无毒。

【主治】青盲，目淫肤赤[①]，白膜，眼赤痛
泪出。（《本经》）

助肝气，益精。作枕，治头风明目，胜于黑
豆。（《日华》）

治肝热风眼赤泪。每旦取一匙挼净，空心吞
之，百日后夜见物光。（甄权）

【发明】时珍曰：《相感志》[②]言：圃中
种决明，蛇不敢入。丹溪、朱氏言"决明解蛇
毒"，本于此也。

【附方】积年失明：决明子二升为末，每食

后粥饮服方寸匕。(《外台秘要》)

青盲雀目：决明一升，地肤子五两，为末，米饮丸梧子大。每米饮下二三十丸。(《普济方》)

目赤肿痛：决明子炒研，茶调傅两太阳穴。干则易之。(《医方摘玄》[③])

【注释】

①目淫肤赤：中医眼科病名，指由风热或肝火导致眼中分泌物过多，眼睑红赤或眼睑溃烂。

②《相感志》：即《物类相感志》，一本托名苏轼所撰的类书，也有人认为编者为僧赞宁。

③《医方摘玄》：未见于《本草纲目》附录的"引据古今医家书目"，似为《摘玄方》。

【评析】

决明子清热明目、润肠通便。现代药理研究显示其主要成分为蒽醌类以及 γ 氨基丁酸、谷氨酸、天门冬氨酸等氨基酸，还有丰富的锌和维生素 A。对多种细菌和真菌有抑制作用，抑制细胞免疫，保护肝细胞、增强睫状肌乳酸脱氢酶活性而改善视力，且有降压、降脂的作用。炒焦后蒽醌变为结合型，泻下作用减缓，而降脂、保肝、明目作用增强，故临床中常用炒决明子泡水代茶饮，但脾胃虚弱、阳气不足的人不宜使用。

车前（含车前子、车前草及根）

【释名】时珍曰：
按《尔雅》云：芣苢[①]，
马舃[②]。马舃，车前。陆
玑《诗疏》[③]云：此草好
生道边及牛马迹中，故有
车前、当道、马舃、牛遗
之名。舃，足履也。幽州
人谓之牛舌草。蛤蟆喜藏
伏于下，故江东称为蛤
蟆衣。

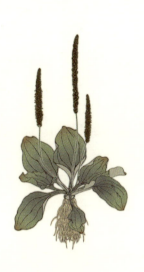

【集解】颂曰：春初生苗，叶布地如匙面，
累年者长及尺余。今人五月采苗，七月、八月
采实。

时珍曰：王旻《山居录》有种车前剪苗食
法，则昔人常以为蔬矣。

车前子

【修治】时珍曰：凡用须以水淘洗去泥沙，

晒干。入汤液，炒过用；入丸散，则以酒浸一夜，蒸熟研烂，作④饼晒干，焙研。

【气味】甘，寒，无毒。

【主治】气癃止痛，利水道小便，除湿痹。（《本经》）

男子伤中，女子淋沥不欲食，养肺强阴益精，令人有子，明目疗赤痛。（《别录》）

导小肠热，止暑湿泻痢。（时珍）

【发明】时珍曰：唐张籍诗云：开州午月车前子，作药人皆道有神。惭愧文君怜病眼，三千里外寄闲人。观此亦以五月采开州者为良，又可见其治目之功。大抵入服食，须佐他药，如六味地黄丸之用泽泻可也。若单用则泄太过，恐非久服之物。欧阳公常得暴下病，国医不能治。夫人买市人药一帖，进之而愈。力叩⑤其方，则车前子一味为末，米饮服二钱匕。云此药利水道而不动气，水道利则清浊分，而谷藏自止矣。

【附方】小便血淋作痛：车前子晒干为末，每服二钱，车前叶煎汤下。（《普济方》）

老人淋病⑥身热甚：车前子五合，绵裹煮汁，入青粱米四合，煮粥食。常服明目。（《寿亲养老书》⑦）

久患内障：车前子、干地黄、麦门冬等分，为末，蜜丸如梧子大，服之。（《圣惠方》）

车前草及根

【修治】敩曰：凡使须一窠有九叶，内有蕊，茎可长一尺二寸者。和蕊叶根，去土了，称一镒[⑧]者，力全。使叶勿使蕊茎，锉细，于新瓦上摊干用。

【气味】甘，寒，无毒。

【主治】金疮，止血衄鼻，瘀血血瘕，下血，小便赤，止烦下气，除小虫。（《别录》）

叶：主泄精病，治尿血，能补五脏，明目，利小便，通五淋。（甄权）

【发明】弘景曰：其叶捣汁服，疗泄精甚验。

宗奭曰：陶说大误矣。此药甘滑，利小便，泄精气。有人作菜频食，小便不禁，几为所误也。

【附方】小便不通：车前草一斤，水三升，煎取一升半，分三服。一方，入冬瓜汁。一方，入桑叶汁。（《百一方》）

小便尿血：车前草捣汁五合，空心服。（《外台秘要》）

鼻衄不止：生车前叶，捣汁饮之甚善。（《图经本草》⑨）

目赤作痛：车前草自然汁，调朴消末，卧时涂眼胞上，次早洗去。（《圣济总录》）

【注释】

①芣苢（fú yǐ）：即车前草。

②马舄（xì）：即车前草。

③陆玑《诗疏》：即《毛诗草木鸟兽鱼虫疏》，三国学者陆玑所著，专门注释由战国末年毛亨和毛苌辑注的《诗经》，主要对其中的动植物名称、古今异名进行考证，是我国古代较早的研究生物学的著作。

④作：同"做"。

⑤叩：叩问、请问。

⑥淋病：古代病名，指小便出现滴沥涩痛的病症。《巢氏病源·诸淋候》："诸淋者，……肾虚则小便数，膀胱热则水下涩，数而且涩，则淋涩不宣，故谓之淋。"与现代的淋球菌感染所致的疾病无关。

⑦《寿亲养老书》：结合《本草纲目》附录的"引据古今医家书目"，应为陈直所著《奉亲养老书》。该书为宋代陈直所撰养生著作，主要论述老年保健、四时

摄养措施、疾病预防理论及治疗。

⑧镒：古代重量单位，二十两为一镒。

⑨《图经本草》：宋代苏颂在奉敕编纂《嘉祐补注本草》的同时，独立编著了《本草图经》（也称《图经本草》）一书。

【评析】

车前子和车前草利水通淋，清肺祛痰，清肝明目，止泻。现代药理研究显示子、草都有显著的利尿作用和抑菌作用，临床习惯水肿用车前子，尿路感染用车前草。车前子利尿的同时，还可增加尿素氮和尿酸的排泄，现代临床也用于高尿酸血症的治疗。

连　翘

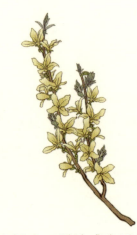

【释名】时珍曰：按《尔雅》云：连，异翘。则是本名连，又名异翘，人因合称为连翘矣。连轺[①]亦作连苕，即本经下品翘根是也。

【集解】《别录》曰：八月采，阴干。

颂曰：有大小二种：大翘生下湿地或山冈上，青叶狭长，如榆叶水苏辈，茎赤色，高三四尺，独茎，梢间开花黄色，秋结实似莲，内作房瓣，根黄如蒿根，八月采房。其小翘生冈原之上，花叶实皆似大翘而细。

【气味】苦，平，无毒。时珍曰：微苦、辛。

【主治】寒热鼠瘘瘰疬，痈肿恶疮瘿瘤，结热蛊毒。（《本经》）

泻心火，除脾胃湿热，治中部血证，以为使。（震亨）

【发明】元素曰：连翘之用有三：泻心经

224

客热，一也；去上焦诸热，二也；为疮家圣药，三也。

时珍曰：连翘状似人心，两片合成，其中有仁甚香，乃少阴心经、厥阴包络气分主药也。诸痛痒疮疡皆属心火，故为十二经疮家圣药，而兼治手足少阳手阳明三经气分之热也。

【附方】瘰疬结核：连翘、脂麻等分，为末，时时食之。（《简便方》）

痔疮肿痛：连翘煎汤熏洗，后以刀上飞过绿矾入麝香贴之。（《集验方》）

【注释】

①连轺（yáo）：连翘根。

【评析】

连翘为木樨科植物连翘的果实，清热解毒、散结消肿，且能排脓外出，被称为疮家要药。现代药理研究显示其主要含连翘苷、三萜类齐墩果酸等成分，有广谱的抑菌作用、显著的解热镇痛及抗炎作用、保肝作用。临床上广泛用于各种感染性炎症、自身免疫性炎症、肝胆疾病的治疗中。

大　黄

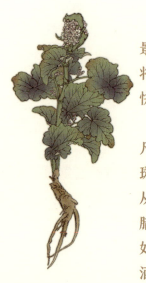

【**释名**】将军。弘
景曰：大黄，其色也。
将军之号，当取其骏
快也。

【**修治**】雷敩曰：
凡使细切，以文如水旋
斑紧重者，锉片蒸之，
从巳至未，晒干，又洒
腊水蒸之，从未至亥，
如此凡七次。晒干，却
洒淡蜜水再蒸一伏时，
其大黄必如乌膏样，乃晒干用。藏器曰：凡用有
蒸、有生、有熟，不得一概用之。

【**气味**】苦，寒，无毒。

【**主治**】下瘀血血闭，寒热，破癥瘕积聚，
留饮宿食，荡涤肠胃，推陈致新，通利水谷，调
中化食，安和五脏。（《本经》）

泻诸实热不通，除下焦湿热，消宿食，泻心
下痞满。（元素）

下利赤白，里急腹痛，小便淋沥，实热燥

结，潮热谵语[①]，黄疸，诸火疮。（时珍）

【发明】时珍曰：大黄乃足太阴、手足阳明、手足厥阴五经血分之药。凡病在五经血分者，宜用之。若在气分用之，是谓诛伐无过矣。泻心汤治心气不足吐血衄血者，乃真心之气不足，而手厥阴心包络、足厥阴肝、足太阴脾、足阳明胃之邪火有余也。虽曰泻心，实泻四经血中之伏火也。又仲景治心下痞满、按之软者，用大黄黄连泻心汤主之。此亦泻脾胃之湿热，非泻心也。病发于阴而反下之，则作痞满，乃寒伤营血，邪气乘虚结于上焦。胃之上脘在于心，故曰泻心，实泻脾也。《素问》曰：太阴所至为痞满。又云浊气在上，则生䐜胀，是矣。病发于阳而反下之，则成结胸，乃热邪陷入血分，亦在上脘分野。仲景大陷胸汤、丸皆用大黄，亦泻脾胃血分之邪，而降其浊气也。若结胸在气分，则只用小陷胸汤；若痞满在气分，则用半夏泻心汤矣。成无己注释伤寒论，亦不知分别此义。

【附方】吐血衄血：治心气不足，吐血衄血者，泻心汤主之。大黄二两，黄连、黄芩各一两，水三升，煮一升，热服取利。（张仲景《金匮玉函》）

吐血刺痛：川大黄一两，为散。每服一钱，以生地黄汁一合，水半盏，煎三五沸，无时服。（《简要济众方》②）

伤寒痞满：病发于阴，而反下之，心下满而不痛，按之濡，此为痞也。大黄黄连泻心汤主之。大黄二两，黄连一两，以麻沸汤③二升渍之，须臾绞汁，分作二次温服。（张仲景《伤寒论》）

热病谵狂：川大黄五两，炒微赤，为散。用腊雪水五升，煎如膏。每服半匙，冷水下。（《圣惠方》）

产后血块：大黄末一两，头醋半升，熬膏，丸梧子大。每服五丸，温醋化下，良久当下。（《千金方》）

汤火伤灼：庄浪大黄生研，蜜调涂之。不惟止痛，又且灭瘢。（洪迈《夷坚志》④）

打扑伤痕，瘀血滚注，或作潮热者：大黄末，姜汁调涂。一夜，黑者紫；二夜，紫者白也。（《濒湖集简方》）

【注释】

①谵（zhān）语：中医症状名，指神志不清，胡言乱语。下文的"谵狂""谵妄"词义相近。

228

②《简要济众方》：是宋代皇祐初年周应奉诏编撰的宋代第4部官修医学方书，该书在明末散佚。

③麻沸汤：即将煮沸，刚刚有极小气泡的热水。

④洪迈《夷坚志》：《夷坚志》是南宋文学家洪迈所撰写的志怪故事集。洪迈，南宋官员、文学家，号容斋，其另一部文集《容斋随笔》更为现代人所熟知。

【评析】

大黄为蓼科多年生草本植物掌叶大黄、唐古特大黄或药用大黄的根茎。根据产地和炮制之不同，处方用名有川军、湘结、绵纹、生大黄、熟大黄、酒大黄、大黄炭、熟军、酒军、将军等称。功效：攻积导滞，清热解毒，凉血化瘀。《本经》谓其"推陈致新"，后世喻为"铁扫帚"，凡人体脏腑经络痰水瘀血饮食积滞，均可借以荡涤之。现代药理研究显示其主要含蒽醌类衍生物、蒽酮类衍生物、乙烯类化合物和鞣质。具有显著泻下作用、解热抗炎作用、促进胰液和胆汁排泄、抑菌作用，临床应用极为广泛。但大黄长期应用易出现腹痛、耐药、导致消化功能紊乱等问题，临床需辨证使用。

附子（含乌头）

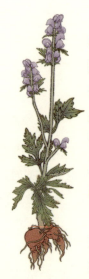

【释名】其母名乌头。时珍曰：初种为乌头，象乌之头也。附乌头而生者为附子，如子附母也。乌头如芋魁，附子如芋子，盖一物也。别有草乌头、白附子，故俗呼此为黑附子、川乌头以别之。诸家不分乌头有川、草两种，皆混杂注解，今悉正之。

【修治】时珍曰：附子生用则发散，熟用则峻补。生用者，须如阴制之法，去皮脐入药。熟用者，以水浸过，炮令发坼①，去皮脐，乘热切片再炒，令内外俱黄，去火毒入药。又法：每一个，用甘草二钱，盐水、姜汁、童便各半盏，同煮熟，出火毒一夜用之，则毒去也。

【气味】辛，温，有大毒。

【主治】风寒咳逆邪气，寒湿踒躄②，拘挛膝痛，不能行步，破癥坚积聚血瘕，金疮。（《本经》）

腰脊风寒，脚气冷弱，心腹冷痛，霍乱转

230

筋，下痢赤白，温中强阴，坚肌骨，又堕胎，为百药长。（《别录》）

治三阴伤寒，阴毒寒疝，中寒中风，痰厥气厥，柔痉癫痫，小儿慢惊，风湿麻痹，肿满脚气，头风，肾厥头痛，暴泻脱阳，久痢脾泄，寒疟瘴气，久病呕哕，反胃噎膈，痈疽不敛，久漏冷疮。合葱涕，塞耳治聋。（时珍）

乌　头

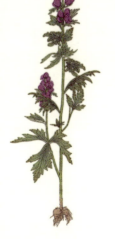

【主治】诸风，风痹血痹，半身不遂，除寒冷，温养脏腑，去心下坚痞，感寒腹痛。（元素）

助阳退阴，功同附子而稍缓。（时珍）

【发明】时珍曰：按《王氏究原方》③云：附子性重滞，温脾逐寒。川乌头性轻疏，温脾去风。若是寒疾即用附子，风疾即用川乌头。一云：凡人中风，不可先用风药及乌附。若先用气药，后用乌附乃宜也。又凡用乌附药，并宜冷服者，热因寒用也。盖阴寒在下，虚阳上浮，治之以寒，则阴气益甚而病增；治之以热，则拒格而不纳。热药冷饮，下嗌④之后，冷体既消，热性便发，而病气随愈。不违其情而致大益，此反治之妙也。昔张仲景治寒疝内结，用蜜煎乌头。近效方治喉痹，用蜜炙附子，含之咽汁。朱丹溪治疝气，用乌头、卮子，并热因寒用也。李东垣治冯翰林侄阴盛格阳伤寒，面赤目赤、烦渴引饮，脉来七八至，但按之则散，用姜附汤加人参，投半斤服之，得汗而愈。此则神圣之妙也。虞抟曰：附子禀雄壮之质，有斩关夺将之气。能引补气药行十二经，以追复散失之元阳；引补血药入血分，以滋养不足之真阴；引发散药开腠理，以驱逐在表之风寒；引温暖药达下焦，以祛除在里之冷湿。

【附方】少阴伤寒：初得二三日，脉微细，但欲寐，小便色白者，麻黄附子甘草汤微发其汗。麻黄去节二两，甘草炙二两，附子炮去皮一枚，水七升，先煮麻黄去沫，纳二味，煮取三升，分作三服，取微汗。（张仲景《伤寒论》）

伤寒发躁：伤寒下后，又发其汗，昼日烦

躁不得眠，夜而安静，不呕不渴，无表证，脉沉微，身无大热者，干姜附子汤温之。干姜一两，生附子一枚。去皮破作八片，水三升，煮取一升，顿服。（《伤寒论》）

头风斧劈难忍：川乌头末烧烟熏碗内，温茶泡服之。（《集简方》）

久患口疮：生附子为末，醋、面调贴足心，男左女右，日再换之。（《经验后方》⑤）

【注释】

①坼（chè）：分裂；裂开。

②踒躄（wō bì）：踒为筋骨扭伤，躄为腿残疾。

③《王氏究原方》：书名未见于《本草纲目·序例卷》中"引据古今医家书目"。

④嗌（yì）：咽喉。

⑤《经验后方》：书名见于《本草纲目·序例卷》中"引据古今医家书目"，称为《陈氏经验后方》。原书已不可考。

【评析】

附子为毛茛科植物乌头的旁生块根（子根）。现多为人工栽培，并经炮制后入药。处方用名有制附片、熟附片、淡附片、黑附片、炮附子等。本品味大辛，性大热，有大毒。为纯阳烈烈之品，回阳救逆，温补脾肾，散寒止痛。乌头乃附子之母，性味、功效与附子相近，但补阳之力不及附子，而祛风通痹之功较附子为胜，故古有"附子逐寒，乌头祛风"之说。

现代药理研究显示附子、乌头的主要成分为多种生物碱，有明显的强心、抗休克、镇痛作用。但其所含乌头碱，如使用剂量过大、煎煮时间过短、药品炮制不纯，往往可致中毒，严重者可出现心律失常甚至心跳骤停。故临床用时当审慎，严格辨证，久煎一小时以上。

半　夏

【释名】时珍曰：
礼记月令：五月半夏
生。盖当夏之半也，
故名。

【修治】时珍曰：
今治半夏，惟洗去皮
垢，以汤泡浸七日，逐
日换汤，晾干切片，姜
汁拌焙入药。或研为
末，以姜汁入汤浸澄三

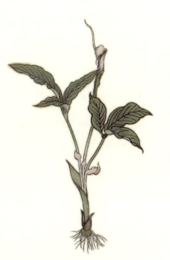

日，沥去涎水，晒干用，谓之半夏粉。或研末以
姜汁和作饼子，日干用，谓之半夏饼。或研末以
姜汁、白矾汤和作饼，楮叶包置篮中，待生黄
衣，日干用，谓之半夏曲。

【气味】（根）辛，平，有毒。

【主治】伤寒寒热，心下坚，胸胀咳逆，头
眩，咽喉肿痛，肠鸣，下气止汗。（《本经》）

消心腹胸膈痰热满结，咳嗽上气，心下急
痛坚痞，时气呕逆，消痈肿，疗痿黄，悦泽[①]面
目，堕胎。（《别录》）

235

消痰，下肺气，开胃健脾，止呕吐，去胸中痰满。（甄权）

除腹胀，目不得瞑，白浊②梦遗带下。（时珍）

【发明】时珍曰：脾无留湿不生痰，故脾为生痰之源，肺为贮痰之器。半夏能主痰饮及腹胀者，为其体滑而味辛性温也。涎滑能润，辛温能散亦能润，故行湿而通大便，利窍而泄小便。所谓辛走气，能化液，辛以润之是矣。洁古张氏云：半夏、南星治其痰，而咳嗽自愈。丹溪朱氏云：二陈汤能使大便润而小便长。聊摄成氏③云：半夏辛而散，行水气而润肾燥。又《和剂局方》，用半硫丸治老人虚秘，皆取其滑润也。世俗皆以南星、半夏为性燥，误矣。湿去则土燥，痰涎不生，非二物之性燥也。古方治咽痛喉痹，吐血下血，多用二物，非禁剂也。二物亦能散血，故破伤打扑皆主之。惟阴虚劳损，则非湿热之邪，而用利窍行湿之药，是乃重竭其津液，医之罪也，岂药之咎哉？

【附方】风痰湿痰：青壶丸：半夏一斤，天南星半两，各汤泡，晒干为末，姜汁和作饼，焙干，入神曲半两，白术末四两，枳实末二两，姜

汁面糊丸梧子大。每服五十丸，姜汤下。（《叶氏方》④）

上焦热痰咳嗽：制过半夏一两，片黄芩末二钱，姜汁打糊丸绿豆大。每服七十丸，淡姜汤食后服。此周宪王亲制方也。（《袖珍方》⑤）

呕吐反胃：大半夏汤：半夏三升，人参三两，白蜜一升，水一斗二升和，扬之⑥一百二十遍。煮取三升半，温服一升，日再服。亦治膈间支饮。（《金匮要略》）

【注释】

①悦泽：光润悦目。此处为使动用法，使面目光滑滋润好看。

②白浊：中医病名，指排尿时或排尿后自尿道口滴出白色混浊物，可伴小便涩痛。出自《诸病源候论·虚劳小便白浊候》："胞冷肾损，故小便白而浊也。"常见于现代的慢性前列腺炎。

③聊摄成氏：即成无己，宋金时期聊摄（山东茌平）人。

④《叶氏方》：参考《本草纲目·序例卷》中"引据古今医家书目"，可能为《叶氏医学统旨》，明代叶文龄撰综合性医书。

⑤《袖珍方》：医方著作，是在明宗室主持下由李

237

恒编纂的各科经验有效之方。

⑥扬之：本句的制作方法为半夏、人参、蜜、水放入同一容器，用木勺舀起，再倒回，反复一百二十次，使各成分充分混合均匀。

【评析】

半夏和胃止呕，燥湿化痰，消痞散结。生半夏毒性较大，目前已从《中国药典》中移除。临床所用有三种：白矾水炮制的清半夏、生姜白矾炮制的姜半夏以及甘草石灰炮制的法半夏。现代药理研究显示其主要含氨基酸、生物碱和甾醇等成分，有祛痰镇咳、抑制腺体分泌、镇吐镇静作用，动物实验还显示其有抑制癌细胞的作用。

五味子

【释名】恭曰：五味，皮肉甘、酸，核中辛、苦，都有咸味，此则五味具也。

【集解】时珍曰：五味今有南北之分，南产者色红，北产者色黑。入滋补药必用北产者乃良。

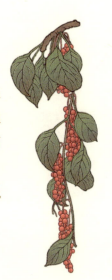

【修治】敩曰：凡用以铜刀劈作两片，用蜜浸蒸，从巳至申，却以浆浸一宿，焙干用。

时珍曰：入补药熟用，入嗽药生用。

【气味】酸，温，无毒。时珍曰：酸咸入肝而补肾，辛苦入心而补肺，甘入中宫益脾胃。

【主治】益气，咳逆上气，劳伤羸瘦，补不足，强阴，益男子精。（《本经》）

生津止渴，治泻痢，补元气不足，收耗散之气，瞳子散大。（李杲）

治喘咳燥嗽，壮水镇阳。（好古）

【发明】成无己曰：肺欲收，急食酸以收

之。芍药、五味子之酸，以收逆气而安肺。

思邈曰：五六月宜常服五味子汤，以益肺金之气，在上则滋源，在下则补肾。

【附方】久咳不止：丹溪方用五味子五钱，甘草一钱半，五倍子、风化消（今写为硝）各二钱，为末，干噙。摄生方用五味子一两，真茶四钱，晒研为末。以甘草五钱煎膏，丸绿豆大。每服三十丸，沸汤下，数日即愈也。

肾虚遗精：北五味子一斤洗净，水浸，挼去核。再以水洗核，取尽余味。通置砂锅中，布滤过，入好冬蜜二斤，炭火慢熬成膏，瓶收五日，出火性。每空心服一二茶匙，百滚汤下。（《刘松石保寿堂方》①）

五更肾泄②：凡人每至五更即溏泄一二次。经年不止者，名曰肾泄，盖阴居盛而然。脾恶湿，湿则濡而困，困则不能治水。水性下流，则肾水不足。用五味子以强肾水，养五脏；吴茱萸以除脾湿，则泄自止矣。五味去梗二两，茱萸汤泡七次五钱，同炒香，为末。每旦陈米饮服二钱。（许叔微《本事方》）

①《刘松石保寿堂方》：即《松篁岗刘氏保寿堂活人经验方》，是明代刘松石撰写的一部方书著作。

②五更肾泄：中医病名，通常称为"五更泻"或"鸡鸣泻"。指黎明时分肠鸣腹痛，腹泻，大便稀薄，臭味不大，常混杂不消化食物，患者多伴有四肢不温、腰膝酸软、疲乏无力、夜尿频等症状。中医认为多数属于肾阳不足所致。

【评析】

五味子，敛肺滋肾，涩精止泻，生津敛汗。现代药理研究显示其主要含木脂素、五味子素及有机酸等。有兴奋呼吸中枢和升压强心的作用，故由人参、麦冬、五味子组成的古方"生脉饮"静脉剂型，在抢救中发挥着重要作用。五味子对肝内的谷丙转氨酶有明显的抑制作用，其有效成分木脂素类联苯双酯在临床中也有广泛应用。

牵牛子

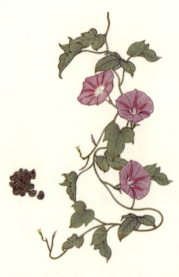

【释名】时珍曰：近人隐其名为黑丑，白者为白丑，盖以丑属牛也。

【集解】时珍曰：牵牛有黑白二种：黑者处处野生尤多。其蔓有白毛，断之有白汁。叶有三尖，如枫叶。花不作瓣，如旋花而大。其实有蒂裹之，生青枯白。其核与棠梂子核一样，但色深黑尔。白者人多种之。其蔓微红，无毛有柔刺，断之有浓汁。叶团有斜尖，并如山药茎叶。其花小于黑牵牛花，浅碧带红色。其实蒂长寸许，生青枯白。其核白色，稍粗。人亦采嫩实蜜煎为果食，呼为天茄，因其蒂似茄也。

【修治】敩曰：凡采得子，晒干，水淘去浮者，再晒，拌酒蒸，从巳至未，晒干收之。临用舂去黑皮。时珍曰：今多只碾取头末，去皮麸不用。亦有半生半熟用者。

【气味】苦，寒，有毒。

【主治】下气，疗脚满水肿，除风毒，利小便。（《别录》）

治痃癖①气块，利大小便，除虚肿，落胎。（甄权）

除气分湿热，三焦壅结。（李杲）

逐痰消饮，通大肠气秘风秘②，杀虫，达命门。（时珍）

【发明】时珍曰：牵牛自宋以后，北人常用取快③。及刘守真、张子和出，又倡为通用下药。李明之④目击其事，故著此说极力辟之。牵牛治水气在肺，喘满肿胀，下焦郁遏，腰背胀重，及大肠风秘气秘，卓有殊功。但病在血分，及脾胃虚弱而痞满者，则不可取快一时，及常服暗伤元气也。盖牵牛能走气分、通三焦。气顺则痰逐饮消，上下通快矣。

【附方】追虫取积牛郎丸：用黑牵牛半两炒，槟榔二钱半，为末。每服一钱，用酒下。亦消水肿。（《普济方》）

大便不通：《简要方》用牵牛子半生半熟，为末。每服二钱，姜汤下。未通，再以茶服。一方：加大黄等分。一方：加生槟榔等分。

诸水饮病：张子和云：病水之人，如长川泛溢，非杯杓可取，必以神禹决水之法治之，故名禹功散。用黑牵牛头末四两，茴香一两，炒为末。每服一二钱，以生姜自然汁调下，当转下气也。（《儒门事亲》）

【注释】

①疝（xuán）癖：中医病名，指脐腹偏侧或胁肋部时有筋脉攻撑急痛的疾病。

②气秘风秘：中医病名。中医把便秘分为五种不同类型：风秘、气秘、湿秘、寒秘、热秘，总称为"五秘"。气秘指因气机郁滞导致的便秘，大便干或不干，但排出困难，伴腹胀、胁胀、嗳气。风秘指素有中风之人的便秘，或由肺经风热而影响排便导致的便秘，即脑血管病患者或上呼吸道感染后出现的便秘。

③快：痛快、畅快。此处指原有上下腹部胀满、胸膈满闷解除后的舒畅状态。

④李明之：即金元四大家之一的李杲，字明之，晚年自号东垣老人。

【评析】

牵牛子泻下逐水，去积杀虫。现代药理研究显示其主要含牵牛子苷、牵牛子酸甲、没食子酸等。其中牵牛子苷在肠内遇胆汁及肠液分解出牵牛子素，刺激肠道，增进蠕动，导致强烈的泻下作用，所以促进肠道寄生虫的排出。但本品有毒性，可导致腹痛、出血性肠炎，严重者甚至导致肾脏或神经系统损伤。因此需防止儿童误食。

何首乌

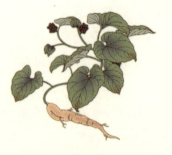

【释名】《大明》曰：其药本草无名，因何首乌见藤夜交，便即采食有功。因以采人为名尔。

时珍曰：赤者能消肿毒，外科呼为疮帚、红内消。

【修治】时珍曰：近时治法，用何首乌赤白各一斤，竹刀刮去粗皮，米泔浸一夜，切片。用黑豆三斗，每次用三升三合三勺，以水泡过。砂锅内铺豆一层，首乌一层，重重铺尽，蒸之。豆熟，取出去豆，将何首乌晒干，再以豆蒸。如此九蒸九晒，乃用。

【气味】苦、涩，微温，无毒。

【主治】瘰疬，消痈肿，疗头面风疮，治五痔，止心痛，益血气，黑髭发，悦颜色。久服长筋骨，益精髓，延年不老。亦治妇人产后及带下诸疾。（《开宝》）

泻肝风。（好古）

【发明】时珍曰：何首乌，足厥阴、少阴

药也。白者入气分，赤者入血分。肾主闭藏，肝主疏泄。此物气温，味苦涩。苦补肾，温补肝，涩能收敛精气。所以能养血益肝、固精益肾、健筋骨、乌髭发，为滋补良药。不寒不燥，功在地黄、天门冬诸药之上。气血太和，则风虚痈肿瘰疬诸疾可知矣。此药流传虽久，服者尚寡。嘉靖初，邵应节真人，以七宝美髯丹方上进。世宗肃皇帝服饵有效，连生皇嗣。于是何首乌之方，天下大行矣。宋怀州知州李治，与一武臣同官。怪其年七十余而轻健，面如渥丹①，能饮食。叩其术，则服何首乌丸也。乃传其方。后治得病，盛暑中半体无汗，已二年，窃自忧之。造丸服至年余，汗遂浃体。其活血治风之功，大有补益。其方用赤白何首乌各半斤，米泔浸三夜，竹刀刮去皮，切焙，石臼为末，炼蜜丸梧子大。每空心温酒下五十丸。亦可末服。

【附方】七宝美髯丹：乌须发，壮筋骨，固精气，续嗣延年。用赤白何首乌各一斤，米泔水浸三四日，瓷片刮去皮，用淘净黑豆二升，以砂锅木甑，铺豆及首乌，重重铺盖蒸之。豆熟，取出去豆，暴②干，换豆再蒸，如此九次，暴干为末。赤白茯苓各一斤。去皮研末，以水淘去筋膜及浮者，取沉者捻块，以人乳十碗浸匀，晒干研末。牛膝八两去苗，酒浸一日，同何首乌第七次蒸之，至第九次止，晒干。当归八两，酒浸晒。菟丝子八两，酒浸生芽，研烂晒。补骨脂四两，以黑脂麻炒香。并忌铁器，石臼为末，炼蜜和丸弹子大，一百五十丸。每日三丸。侵晨温酒下，午时姜汤下，卧时盐汤下。其余并丸梧子大，每日空心酒服一百丸，久服极验。忌见前。（《积善堂》③）

自汗不止：何首乌末，津调，封脐中。（《集简方》）

肠风脏毒④，下血不止：何首乌二两，为末。食前米饮服二钱。（《圣惠方》）

痈疽毒疮：红内消不限多少，瓶中文武火熬煎，临熟入好无灰酒相等，再煎数沸，时时饮之。其滓焙研为末，酒煮面糊丸梧子大。空心温酒下三十丸，疾退宜常服之，即赤何首乌也，建昌产者良。（陈自明《外科精要》⑤）

【注释】

①渥丹：润泽之朱砂，形容面色红润。

②暴（pù）：同"曝"，晒。《炮炙论》："曝，

248

本作暴，晒也，晒曝物也。"

③《积善堂》：参考"引据古今医家书目"，应为《万氏积善堂集验方》，明代万表辑。其中记录了五子衍宗丸、还少丹等名方。

④肠风脏毒：古代病名，指大便带血，血清色鲜者为肠风，血浊而色黯者为脏毒。

⑤《外科精要》：宋代陈自明所编著的中医外科类专著。

【评析】

制何首乌补肝肾，益精血；生何首乌润肠通便。现代药理研究显示其主要含二苯烯苷类化合物、羟基蒽醌类、聚合原花青素等有效成分，可显著促进造血功能、增强细胞免疫、降低血脂、抗动脉硬化。但生何首乌有肝毒性和肾毒性，不可长期应用；经严格传统炮制后的制何首乌则无毒。因此，古代的炮制方法非常具有科学性，值得深入研究。

忍冬（金银花）

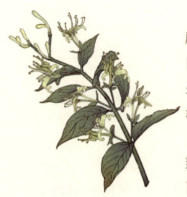

【释名】金银藤，鸳鸯藤。弘景曰：处处有之。藤生，凌冬不凋，故名忍冬。

时珍曰：其花长瓣垂须，黄白相半，而藤左缠，故有金银、鸳鸯以下诸名。

【集解】时珍曰：忍冬在处有之。附树延蔓，茎微紫色，对节生叶。叶似薜荔而青，有涩毛。三四月开花，长寸许，一蒂两花二瓣，一大一小，如半边状，长蕊。花初开者，蕊瓣俱色白；经二三日，则色变黄。新旧相参，黄白相映，故呼金银花，气甚芬芳。四月采花，阴干；藤叶不拘时采，阴干。

【气味】甘，温，无毒。藏器曰：小寒。云温者，非也。

【主治】寒热身肿，久服轻身长年益寿。（《别录》）

热毒血痢水痢，浓煎服。（藏器）

一切风湿气，及诸肿毒，痈疽疥癣，杨梅^①诸恶疮，散热解毒。（时珍）

【发明】时珍曰：忍冬，茎叶及花，功用皆同。昔人称其治风除胀，解痢逐尸为要药，而后世不复知用；后世称其消肿散毒治疮为要药，而昔人并未言及。乃知古今之理，万变不同，未可一辙论也。按陈自明《外科精要》云：忍冬酒，治痈疽发背，初发便当服此，其效甚奇，胜于红内消（即何首乌）。洪内翰迈^②、沈内翰括诸方，所载甚详。如疡医丹阳僧、江西僧鉴清、金陵王琪、王尉子骏、海州刘秀才纯臣等，所载疗痈疽发背经效奇方，皆是此物。故张相公云，谁知至贱之中，乃有殊常之效，正此类也。

【附方】忍冬酒：发背，不问发在何处，发眉发颐，或头或项，或背或腰，或胁或乳，或手足，皆有奇效。乡落之间，僻陋之所，贫乏之中，药材难得，但虔心服之，俟其疽破，仍以神异膏贴之，其效甚妙。用忍冬藤生取一把，以叶入砂盆研烂，入生饼子酒少许，稀稠得所，涂于四围，中留一口泄气。其藤只用五两，木槌槌损，不可犯铁，大甘草节生用一两，同入沙瓶内，以水二碗，文武火慢煎至一碗，入无灰好酒一大碗，再煎十数沸，去滓分为三服，一日一夜吃尽。病势重者，一日二剂。服至大小肠通利，则药力到。沈内翰云：如无生者，只用干者，然力终不及生者效速。（陈自明《外科精要》）

一切肿毒，不问已溃未溃，或初起发热：用金银花俗名甜藤，采花连茎叶自然汁半碗，煎八分，服之，以渣傅上。败毒托里，散气和血，其功独胜。（万表《积善堂方》）

热毒血痢：忍冬藤浓煎饮。（《圣惠方》）

【注释】

①杨梅：此处为中医病名，即性传播疾病梅毒。

②洪内翰迈：指洪迈，宋代著名文学家，著有《容斋随笔》。下文的"沈内翰括"指宋代文学家沈括，著有《梦溪笔谈》。内翰，唐宋称翰林为"内翰"。

【评析】

单用忍冬的花称金银花，古时药用以忍冬为主，今世用金银花者多于忍冬。金银花清热解毒，治温病、热毒、痈疡等证；忍冬藤除清解热毒之外，尚有祛风通络之功，善湿热痹痛。现代药理研究显示其主要成分为绿原酸类、黄酮类化合物及挥发油等。对于多种致病菌均有显著抑制作用，且有明显解热抗炎、保肝作用。因此在各种感染、急慢性炎症治疗中广泛应用。

海　藻

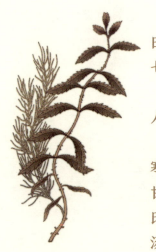

【集解】《别录》曰：海藻生东海池泽，七月七日采，暴干。

【修治】时珍曰：近人但洗净咸味，焙干用。

【气味】苦、咸，寒，无毒。之才[①]曰：反甘草。时珍曰：按东垣李氏治瘰疬马刀，散肿溃坚汤，海藻、甘草两用之。盖以坚积之病，非平和之药所能取捷，必令反夺以成其功也。

【主治】瘿瘤结气，散颈下硬核痛，痈肿癥瘕坚气，腹中上下雷鸣，下十二水肿。（《本经》）

治奔豚气脚气，水气浮肿，宿食不消，五膈痰壅。（李珣[②]。）

【发明】时珍曰：海藻咸能润下，寒能泄热引水，故能消瘿瘤、结核、阴癀[③]之坚聚，而除浮肿脚气留饮痰气之湿热，使邪气自小便出也。

【附方】海藻酒：治瘿气。用海藻一斤，绢袋盛之。以清酒二升浸之，春夏二日，秋冬三日。每服两合，日三。酒尽再作。其滓曝干为末。每服方寸匕，日三服。不过两剂即瘥。（《范汪方》④）。

瘿气初起：海藻一两，黄连二两，为末。时时舐咽。先断一切厚味⑤。（《丹溪方》）

项下瘰疬：如梅李状。宜连服前方海藻酒消之。《肘后方》

【注释】

①之才：徐之才，南北朝时期名医，所著《雷公药对》对古代药剂、炮炙均有详细记载。

②李珣：字德润，五代时期医家，对药学颇有研究，著有《海药本草》。

③㿗（tuí）：病症名，《巢氏病源》："㿗者，阴核气结肿大也。"阴囊肿大。

④《范汪方》：又名《范东阳方》，晋代范汪撰。原书已亡佚。

⑤厚味：味道很浓厚的食物。这类食物往往富含油脂、糖或盐，不利于人体健康。

【评析】

海藻消痰结，散瘿瘤。现代药理研究显示其含多糖类、褐藻酸等成分，以及富含碘、钾等无机盐。可以用来纠正碘摄入不足所导致的单纯性甲状腺肿大，但对于目前临床更多见的自身免疫性甲状腺炎并不完全适合，需谨慎使用。另外，海藻还有很好的降脂、降压作用，可作为功能性食品经常食用。

昆　布

【释名】纶布。
时珍曰：按吴普本草，
纶布一名昆布，则《尔
雅》所谓纶似纶，东海
有之者，即昆布也。纶
音关，青丝绶也，讹而
为昆尔。

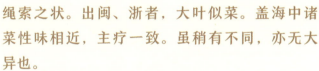

【集解】时珍曰：
昆布生登、莱者，搓如
绳索之状。出闽、浙者，大叶似菜。盖海中诸
菜性味相近，主疗一致。虽稍有不同，亦无大
异也。

【修治】敩曰：凡使昆布，每一斤，用甑箅
大小十个，同锉细，以东流水煮之，从巳至亥，
待咸味去，乃晒焙用。

【气味】咸，寒，滑，无毒。

【主治】十二种水肿，瘿瘤聚结气，瘘疮。
（《别录》）

破积聚。（思邈）

利水道，去面肿，治恶疮鼠瘘。（甄权）

【发明】杲曰：咸能软坚，故瘿坚如石者非此不除，与海藻同功。

【附方】瘿气结核，瘰瘰^①肿硬：以昆布一两，洗去咸，晒干为散。每以一钱绵裹，好醋中浸过，含之咽津，味尽再易之。（《圣惠方》）

【注释】
①瘰（lěi）：泛生的小硬块。

【评析】
昆布、海藻，性味功用大略相同。

石 斛

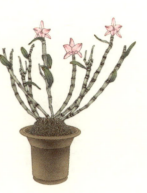

【释名】金钗。时
珍曰：石斛名义未详。其
茎状如金钗之股，故古有
金钗石斛之称。今蜀人栽
之，呼为金钗花。盛弘之
《荆州记》①云，耒阳龙
石山多石斛，精好如金
钗，是矣。

【集解】《别录》曰：石斛生六安山谷水旁
石上。七月、八月采茎，阴干。

时珍曰：石斛丛生石上。其根纠结甚繁，干
则白软。其茎叶生皆青色，干则黄色。开红花。
节上自生根须。人亦折下，以砂石栽之，或以物
盛挂屋下，频浇以水，经年不死，俗称为千年
润。石斛短而中实，木斛长而中虚，甚易分别。
处处有之，以蜀中者为胜。

【修治】敩曰：凡使，去根头，用酒浸一
宿，暴干，以酥拌蒸之，从巳至酉，徐徐焙
干，用入补药乃效。

【气味】甘，平，无毒。时珍曰：甘，淡，

微寒。

【主治】伤中，除痹下气，补五脏虚劳羸瘦，强阴益精。久服，厚肠胃。（《本经》）

治发热自汗，痈疽排脓内塞。（时珍）

【发明】宗奭曰：石斛治胃中虚热有功。

时珍曰：石斛气平，味甘、淡、微咸，阴中之阳，降也。乃足太阴脾、足少阴右肾之药。深师②云：囊湿精少，小便余沥者，宜加之。一法：每以二钱入生姜一片，水煎代茶饮，甚清肺补脾也。

【注释】

①《荆州记》：南朝宋时期盛弘之所作的区域志，原书佚，唐宋地理典籍中多有征引。

②深师：南北朝时宋齐间医家，僧人，辑有《深师方》，原书已佚。

【评析】

石斛为兰科植物金钗石斛或其多种同属植物的茎，生津益胃、清热养阴。在明代以前所用不多，故《本草纲目》附方极少。明以后至清代逐渐得以重视，因其主治热病伤津、口干烦渴及病后虚热诸症，故温热家视为要药，且以鲜、肥满多汁者药力更佳。现代药理研究显示其主要含石斛碱及大量黏液质，可增强免疫，促进腺体分泌，抑制脂质过氧化对晶状体的损害。在临床中用于慢性炎症或急性炎症后期阴虚内热的治疗、肿瘤放疗化疗减轻副反应以及预防和延缓老年白内障发生，但不适合痰湿、脾虚便溏者。

谷菜部

胡麻（含白油麻）

【释名】巨胜，脂麻。时珍曰：按沈存中《笔谈》①云：胡麻即今油麻，更无他说。古者中国止有大麻，其实为蕡②。汉使张骞始自大宛得油麻种来，故名胡麻，以别中国大麻也。

【集解】时珍曰：胡麻即脂麻也。有迟、早二种，黑、白、赤三色，其茎皆方。秋开白花，亦有带紫艳者。节节结角，长者寸许。有四棱、六棱者，房小而子少；七棱、八棱者，房大而子多，皆随土地肥瘠而然。

【修治】弘景曰：服食胡麻，取乌色者，当九蒸九暴，熬捣饵③之。

【气味】甘，平，无毒。

【主治】伤中虚羸，补五内，益气力，长肌肉，填髓海。（《本经》）

明耳目，耐饥渴，延年。疗金疮止痛，及伤寒温疟大吐后，虚热羸困。（《别录》）

补中益气，润养五脏，补肺气，止心惊，利大小肠，耐寒暑，逐风湿气、游风④、头风⑤，产后羸困，催生落胞。细研涂发令长。（《日华》）

白油麻

【气味】甘，大寒，无毒。

【主治】治虚劳，滑肠胃，行风气，通血脉，去头上浮风，润肌肉。（孟诜）

【发明】时珍曰：胡麻取油以白者为胜。服食以黑者为良，胡地者尤妙。取其黑色入通于肾，而能润燥也。赤者状如老茄子，壳厚油少，但可食尔，不堪服食。唯钱乙治小儿痘疹变黑归肾，百祥丸，用赤脂麻煎汤送下，盖亦取其解毒耳。又按苏东坡与程正辅书云：凡痔疾，宜断酒肉与盐酪、酱菜、厚味及粳米饭，唯宜食淡面一味。及以九蒸胡麻即黑脂麻，同去皮茯苓，入少白蜜为麨⑥食之。日久气力不衰而百病自去，而痔渐退。近人以脂麻擂烂去滓，入绿豆粉作腐食。令气平润，最益老人。

【附方】白发返黑：乌麻九蒸九晒，研末，枣膏丸，服之。（《千金方》）

妇人乳少：脂麻炒研，入盐少许，食之。（《唐氏方》）

汤火伤灼：胡麻生研如泥涂之。（《外台》）

【注释】

①沈存中《笔谈》：即沈括的《梦溪笔谈》。沈括，字存中，北宋科学家、政治家。

②蕡（fén）：大麻的种子。《礼记·内则》："菽、麦、蕡、稻、黍、粱。"

③饵：药饵，可供调补的药品。

④游风：中医病名，指发作性的皮肤红肿如云片，伴瘙痒灼热，常急骤发作，消退亦快。类似现代的荨麻疹。

⑤头风：中医病名，慢性反复发作、较为剧烈的头痛。类似于现代的血管紧张性头痛、丛集性头痛。

⑥麨（chǎo）：米、麦炒熟磨粉制成的干粮。

【评析】

胡麻有黑白二种，白者名白脂麻，即今榨取食油之白芝麻，具有滋补润燥、滑肠等作用；黑者为黑脂麻，入药多用此品，取其色黑入肾，具有补肝肾、润五脏之功效。本品为食用药用常用之品，甘平无毒，可作滋补滑润通用之剂。胡麻油或芝麻油富含不饱和脂肪酸，作为食用油，有益健康。

小麦（含浮麦、麦麸）

【气味】甘，微寒，无毒。时珍曰：新麦性热，陈麦平和。

【主治】除客热，止烦渴咽燥，利小便，养肝气，止漏血唾血。令女人易孕。（《别录》）

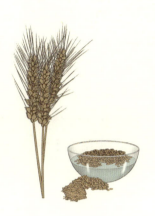

养心气，心病宜食之。（思邈）

陈者煎汤饮，止虚汗。烧存性，油调，涂诸疮、汤火伤灼。（时珍）

【发明】时珍曰：按《素问》云：麦属火，心之谷也。郑玄①云麦有孚甲②，属木。许慎云：麦属金，金王③而生，火王而死。三说各异。而别录云，麦养肝气，与郑说合。孙思邈云，麦养心气，与《素问》合。夷考④其功，除烦、止渴、收汗、利溲、止血，皆心之病也，当以素问为准。

【附方】消渴心烦：用小麦做饭及粥食。

（《心镜》⑤）

浮　麦

【气味】甘，咸，寒，无毒。

【主治】益气除热，止自汗盗汗，血蒸虚热，妇人劳热。（时珍）

【附方】虚汗盗汗：用浮小麦文武火炒，为末。每服二钱半，米饮下，日三服。或煎汤代茶饮。（《卫生宝鉴》）

麦　麸

【主治】时疾热疮，汤火疮烂，扑损伤折瘀血，醋炒罯⑥之。（《日华》）

醋蒸，熨手足风湿痹痛，寒湿脚气，互易至汗出，并良。末服，止虚汗。（时珍）

【发明】时珍曰：麸乃麦皮也。与浮麦同性，而止汗之功次于浮麦，盖浮麦无肉也。凡人身体疼痛及疮疡肿烂沾渍，或小儿暑月出痘疮，溃烂不能着席睡卧者，并用夹褥盛麸缝合藉卧，性凉而软，诚妙法也。

【附方】走气作痛[7]：用酽醋拌麸皮炒热，袋盛熨之。（《生生编》[8]）

【注释】

①郑玄：东汉经学家。以毕生精力整理古代经学，遍注儒家经典，为汉代经学集大成者。

②孚（fú）甲：指植物种子的外皮，引申为萌发、萌生。郑玄注释《礼记·月令》曰："时万物皆解孚甲，自抽轧而出，因以为日名焉。"

③王（wàng）：同"旺"，旺盛。

④夷考：考察。出自《孟子·尽心下》："夷考其行，而不掩焉者也。"

⑤《心镜》：即《食医心镜》，又名《食医心鉴》，集录食品治病之方。作者为唐代昝殷。

⑥罯（ǎn）：覆盖。

⑦走气作痛：也称"走气痛"，因走、跑等运动出现的腹部、胁肋部疼痛。常因进食后运动，导致肠蠕动过快，腹膜或肠系膜受到牵拉引起的疼痛。

⑧《生生编》：书名见于《本草纲目·序例卷》中"引据古今医家书目"，原书已不可考。

【评析】

小麦性味甘凉，为五谷之一，养心益肾。妇人脏躁、悲伤欲哭者用之以养心脾之气，有良效。浮麦性味甘咸，轻成而能收敛，止自汗盗汗而有殊功。麦麸性凉，拌醋蒸热后可治骨折损伤及风湿痹痛。现代研究显示，小麦胚芽富含蛋白质、维生素 E、B_1、B_2、钙、镁、锌及不饱和脂肪酸，帮助脑内血清素（5-羟色胺）、谷氨酸等神经递质的合成，从而改善抑郁状态。浮小麦和麦麸中含有大量维生素 B 族，对于维生素 B 族缺乏所导致的神经功能紊乱有明显的改善作用。

薏苡（含薏苡仁）

【**释名**】时珍曰：
薏苡名义未详。俗名草
珠儿。

【**集解**】时珍曰：
薏苡人多种之，二三月宿
根自生，叶如初生芭茅，
五六月抽茎开花结实。有
二种：一种粘牙者，尖而
壳薄，即薏苡也。其米白

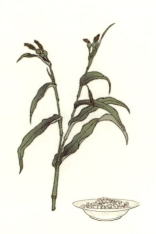

色如糯米，可作粥饭及磨面食，亦可同米酿酒。
一种圆而壳厚坚硬者，即菩提子也。其米少，
即粳穤也。但可穿作念经数珠，故人亦呼为念珠
云。其根并白色，大如匙柄，紃[①]结而味甘也。

薏苡仁

【**气味**】甘，微寒，无毒。

【**主治**】筋急拘挛，不可屈伸，久风湿痹，
下气。久服，轻身益气。（《本经》）

除筋骨中邪气不仁，利肠胃，消水肿，令人

能食。（《别录》）

　　治肺痿肺气，积脓血，咳嗽涕唾，上气。煎服，破毒肿。（甄权）

　　去干湿脚气。（孟诜）

　　健脾益胃，补肺清热，去风胜湿。炊饭食，治冷气。煎饮，利小便热淋。（时珍）

　　【发明】时珍曰：薏苡仁属土，阳明药也，故能健脾益胃，虚则补其母，故肺痿、肺痈用之。筋骨之病，以治阳明为本，故拘挛筋急风痹者用之。土能胜水除湿，故泻痢水肿用之。按古方小续命汤注云：中风筋急拘挛，语迟脉弦者，加薏苡仁。亦扶脾抑肝之义。又张师正《倦游录》②云：辛稼轩忽患疝疾，重坠大如杯。一道人教以薏珠用东壁黄土③炒过，水煮为膏服，数服即消。《本草》薏苡乃上品养心药，故此有功。

　　【附方】薏苡仁粥：治久风湿痹，补正气，利肠胃，消水肿，除胸中邪气，治筋脉拘挛。薏苡仁为末，同粳米煮粥，日日食之，良。

　　消渴饮水：薏苡仁煮粥饮，并煮粥食之。

　　肺痿咳唾脓血：薏苡仁十两杵破，水三升，煎一升，酒少许，服之。（《梅师（方）》）

272

喉卒痈肿[④]：吞薏苡仁二枚，良。（《外台》）

【注释】

①紏（jiū）：同"纠"，结集，联合。

②张师正《倦游录》：《倦游杂录》，北宋张师正所著轶事小说集。

③东壁黄土：古代土城墙或民宅院墙东边墙上的土，称为"东壁土"，古代中医认为其"先得太阳烘炙"，故甘温解毒、去浮肿。

④喉卒痈肿：突然发作的喉中痈肿，类似现代的急性咽喉炎、急性扁桃体炎。

【评析】

薏苡仁利水渗湿，清热排脓，健脾止泻，除痹消肿。现代研究显示其富含蛋白质、脂肪酸、碳水化合物、糖类，还含有薏苡素、薏苡酯等多种酯类。可改善机体营养状态，提高免疫功能，并能缓解横纹肌痉挛而改善肌肉疼痛。薏苡仁油对癌细胞有抑制和杀伤作用，其水包油型静脉制剂常用于肺癌、肝癌临床治疗。

大　豆

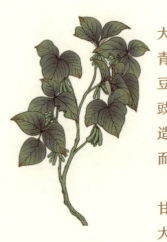

【集解】时珍曰：
大豆有黑、白、黄、褐、
青、斑数色。黑者名乌
豆，可入药，及充食，作
豉；黄者可作腐，榨油，
造酱；余但可作腐及炒食
而已。

【气味】（黑大豆）
甘，平，无毒。藏器曰：
大豆生平，炒食极热，煮
食甚寒，作豉极冷，造酱及生黄卷则平。

【主治】生研，涂痈肿。煮汁饮，杀鬼毒，
止痛。（《本经》）

逐水肿，除胃中热痹，伤中淋露，下瘀血，
散五脏结积内寒。杀乌头毒。炒为屑，主胃中
热，除痹去肿，止腹胀消谷。（《别录》）

煮汁，解礜石、砒石、甘遂、天雄、附子、
射罔、巴豆、芫青、斑蝥[①]，百药之毒及蛊毒。
入药，治下痢脐痛。冲酒，治风痉及阴毒腹痛。
牛胆贮之，止消渴。治肾病，利水下气，制诸风

热，活血，解诸毒。（时珍）

【发明】时珍曰：夫豆有五色，各治五脏。惟黑豆属水性寒，为肾之谷，入肾功多，故能治水消胀下气，制风热而活血解毒，所谓同气相求也。又按古方称大豆解百药毒，予每试之大不然；又加甘草，其验乃奇。如此之事，不可不知。

【附方】宗奭曰：豆淋酒法，治产后百病，或血热，觉有余血水气，或中风困笃，或背强口噤，或但烦热瘈疭口渴，或身头皆肿，或身痒呕逆直视，或手足顽痹，头旋眼眩，此皆虚热中风也。用大豆三升熬熟，至微烟出，入瓶中，以酒五升沃②之，经一日以上。服酒一升，温覆令少汗出，身润即愈。口噤者加独活半斤，微微捶破，同沃之。产后宜常服，以防风气，又消结血。

新久水肿：大豆一斗，清水一斗，煮取八升，去豆，入薄酒八升，再煎取八升服之。再三服，水当从小便中出。（范汪方）

肾虚消渴难治者：黑大豆炒、天花粉等分，为末，面糊丸梧子大。每黑豆汤下七十丸，日二。名救活丸。（《普济方》）

昼夜不眠：以新布火炙易过目，并蒸大豆，更番囊盛枕之，冷即易，终夜常枕之，即愈。（《肘后方》）

酒食诸毒：大豆一升，煮汁服，得吐即愈。（《广记》）

【注释】

①礜（yù）石、砒（pī）石、甘遂、天雄、附子、射罔、巴豆、芫青、斑蝥（máo）：礜石，硫砒铁矿，有毒，是制造砷和亚砷酸的原料。砒石，含氧化砷的矿石，有毒。甘遂，大戟科草药，有毒。天雄，为植物乌头的块根；附子，为植物乌头的子根；射罔，为植物乌头汁制成的膏剂，均有毒。巴豆，大戟科巴豆树的成熟果实，有毒。芫青、斑蝥，两种有毒的鞘翅目昆虫。

②沃：浇洒，灌溉。

【评析】

本品为豆科植物大豆之种子，今用者有黄黑二种。黄大豆为食用之品，唯黑大豆入药。黑大豆性寒而具有清热解毒之用，味咸而有利水消肿之功，且一体之中，生熟之殊，而功效亦异，生用则清热解毒，炒用则活血祛瘀。黑大豆中主要含蛋白质、豆油、大豆异黄酮成分。大豆异黄酮有弱的雌激素作用，在人体雌激素水平高的状态下可起拮抗作用，减少高水平雌激素对乳腺、子宫的刺激，从而减少患乳腺癌、子宫内膜癌的风险；在绝经后体内雌激素水平低的状态下，又可起弱的雌激素替代作用，减轻围绝经期各种不适症状。但正常饮食量的大豆中所含异黄酮量，与能够起药理作用的异黄酮量相差悬殊，因此正常饮食中大豆异黄酮作用可以忽略不计。人体通过使用大豆，主要补充的是蛋白质和磷脂。食物或重金属中毒时，豆浆中的大豆蛋白可以中和并沉降毒素、保护胃黏膜，再经过催吐可帮助毒物排出，是有科学依据的。

赤小豆

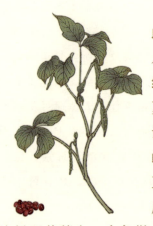

【集解】时珍曰：
此豆以紧小而赤黯色者
入药，其稍大而鲜红、淡
红色者，并不治病。俱于
夏至后下种，苗科高尺
许，枝叶似豇豆，叶微圆
峭而小。至秋开花，似豇
豆花而小淡，银褐色，有
腐气。结荚长二三寸，
比绿豆荚稍大，皮色微白带红。三青二黄时即收
之，可煮可炒，可作粥、饭、馄饨馅并良也。

【气味】甘，酸，平，无毒。

【主治】下水肿，排痈肿脓血。
（《本经》）

疗寒热热中消渴，止泄痢，利小便，下腹胀
满，吐逆卒澼①。（《别录》）

治热毒，散恶血，除烦满，通气，健脾胃。
捣末同鸡子白，涂一切热毒痈肿。煮汁，洗小儿
黄烂疮。（甄权）

辟瘟疫，治产难，下胞衣，通乳汁。和鲤

鱼、蠡鱼、鲫鱼、黄雌鸡煮食，并能利水消肿。
（时珍）

【发明】时珍曰：赤小豆小而色赤，心之谷也。其性下行，通乎小肠，能入阴分，治有形之病。故行津液，利小便，消胀除肿止吐，而治下痢肠澼，解酒病，除寒热痈肿，排脓散血，而通乳汁，下胞衣产难，皆病之有形者。久服则降令太过，津血渗泄，所以令人肌瘦身重也。其吹鼻瓜蒂散以辟瘟疫用之，亦取其通气除湿散热耳。又案陈自明《妇人良方》云：予妇食素，产后七日，乳脉不行，服药无效。偶得赤小豆一升，煮粥食之，当夜遂行。又《朱氏集验方》②云：宋仁宗在东宫时，患痄腮，命道士赞宁治之。取小豆七十粒为末，傅之而愈。有僧发背如烂瓜，邻家乳婢用此治之如神。此药治一切痈疽疮疥及赤肿，不拘善恶，但水调涂之，无不愈者。但其性粘，干则难揭，入苎根末即不粘，此法尤佳。

【附方】水蛊腹大，动摇有声，皮肤黑者：用赤小豆三升，白茅根一握，水煮食豆，以消为度。（《肘后》）

热毒下血，或因食物发动：赤小豆末，水服方寸匕。（《梅师方》）

热淋血淋：不拘男女，用赤小豆三合，慢火炒为末，煨葱一茎，擂酒热调二钱服。（《修真秘旨》③）

腮颊热肿：赤小豆末，和蜜涂之，一夜即消。或加芙蓉叶末尤妙。

【注释】

①澼（pì）：肠澼，古病名，腹泻、痢疾或便血。

②《朱氏集验方》：即《类编朱氏集验医方》，南宋医家朱佐编撰的方书，内容丰富，颇具实用价值。

③《修真秘旨》：书名见于《本草纲目·序例卷》中"引据古今经史百家书目"，作者及内容不可考。

【评析】

赤小豆主要含蛋白质、碳水化合物等营养成分，可改善低蛋白性水肿，对于古代普遍衣食不周所导致的浮肿，有治疗作用。其所含有机酸，有一定的抑菌作用，故生用外敷可治疮疖初起红肿热痛。

绿 豆

【集解】时珍
曰：绿豆处处种之。
三四月下种，苗高尺
许，叶小而有毛，至
秋开小花，荚如赤豆
荚。粒粗而色鲜者为
官绿，皮薄而粉多；
粒小而色深者为油
绿，皮厚而粉少。早
种者，呼为摘绿，可

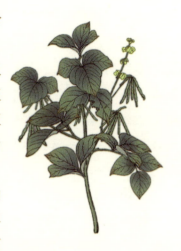

频摘也；迟种者，呼为拔绿，一拔而已。北人
用之甚广，可作豆粥、豆饭、豆酒、炒食、麨[1]
食，磨而为面，澄滤取粉，可以作饵顿糕，荡皮
搓索，为食中要物。以水浸湿生白芽，又为菜中
佳品。牛马之食亦多赖之。真济世之良谷也。

【气味】甘，寒，无毒。藏器曰：用之宜连
皮，去皮则令人少壅气，盖皮寒而肉平也。

【主治】煮食，消肿下气，压热解毒。生研
绞汁服，治丹毒烦热风疹，药石发动[2]，热气奔
豚。（《开宝》）

281

作枕，明目，治头风头痛。除吐逆。（《日华》）

解一切药草、牛马、金石诸毒。（宁原③）

治痘毒，利肿胀。（时珍）

【发明】时珍曰：绿豆肉平皮寒，解金石、砒霜、草木一切诸毒，宜连皮生研水服。按《夷坚志》云：有人服附子酒多，头肿如斗，唇裂血流。急求绿豆、黑豆各数合嚼食，并煎汤饮之，乃解也。

【附方】扁鹊三豆饮：治天行痘疮。预服此饮，疏解热毒，纵出亦少。用绿豆、赤小豆、黑大豆各一升，甘草节二两，以水八升，煮极熟。任意食豆饮汁，七日乃止。一方：加黄大豆、白大豆名五豆饮。

小儿丹肿：绿豆五钱，大黄二钱，为末，用薄荷汁入蜜调涂。（《全幼心鉴》④）

老人淋痛：青豆（即绿豆）二升，橘皮二两，煮豆粥，下麻子汁一升。空心渐食之，并饮其汁，甚验。（《养老书》）

消渴饮水：绿豆煮汁，并作粥食。（《普济方》）

①麨（chǎo）：米、麦炒熟磨粉制成的干粮。

②药石发动：古代人为求长生而服食以金石为主要成分炼制而成的丹药，这些丹药中常含有砷、汞、铅等有毒重金属，长期服用对神经和肝肾等重要脏器可造成损害。故服食丹药者常有发作性烦躁、发狂、口渴、壮热等症状，称为"药石发动"或"金石中毒"。

③宁原：一作宁源。明代医家，嘉靖年间辑成《食鉴本草》一书。

④《全幼心鉴》：明代寇平撰，是一部重要的儿科专著，具有较高的临床价值。

【评析】

绿豆解毒，可解某些药物和化学品中毒。《本草纲目》记载能解金石丹火药毒、酒毒、烟毒、煤毒，以及附子、乌头中毒。现代报道能解斑蝥素、喜树碱、环磷酰胺等化疗药物中毒，以及农药中毒、铅中毒等的轻症，能减轻中毒症状，并与甘草同用为好。另外，盲目进补、服用膏滋药不当的人，出现了内热和皮疹、疮疖，可服用绿豆汤以清除内热和减轻皮疹。但若不是无法就医的情况，发现中毒都应立即急诊就医，切勿盲目自行解毒，以免贻误救治时机。

神　曲

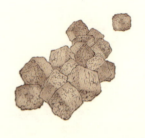

【释名】时珍曰：昔人用曲，多是造酒之曲。后医乃造神曲，专以供药，力更胜之。贾思勰《齐民要术》[①]虽有造神曲古法，繁琐不便。近时造法，更简易也。叶氏《水云录》[②]云：五月五日，或六月六日，或三伏日，用白面百斤，青蒿自然汁三升，赤小豆末、杏仁泥各三升，苍耳自然汁、野蓼自然汁各三升，以配白虎、青龙、朱雀、玄武、勾陈、螣蛇六神[③]，用汁和面、豆、杏仁作（今写为做）饼，麻叶或楮叶包罨，如造酱黄法，待生黄衣，晒收之。

【气味】甘，辛，温，无毒。元素曰：阳中之阳也，入足阳明经。凡用须火炒黄，以助土气。陈久者良。

【主治】化水谷宿食，癥结积滞，健脾暖胃。（《药性》）

消食下气，除痰逆霍乱，泄痢胀满诸疾，其

功与曲同。闪挫腰痛者，煅过淬酒温服有效。妇人产后欲回乳者，炒研，酒服二钱，日二即止，甚验。（时珍）

【发明】时珍曰：按倪维德《启微集》[④]云：神曲治目病，生用能发其生气，熟用能敛其暴气也。

【附方】胃虚不克[⑤]：神曲半斤，麦芽五升，杏仁一升，各炒为末，炼蜜丸弹子大。每食后嚼化一丸。（《普济方》）

曲术丸：壮脾进食，疗痞满暑泄。用神曲炒，苍术泔制炒，等分为末，糊丸梧子大。每米饮服五十丸。冷者加干姜或吴茱萸。（《肘后百一方》）

健胃思食消食丸：治脾胃俱虚，不能消化水谷，胸膈痞闷，腹胁膨胀，连年累月，食减嗜卧，口苦无味。神曲六两，麦蘖炒三两，干姜炮四两，乌梅肉焙四两，为末，蜜丸梧子大。每米饮服五十丸，日三服。（《和剂局方》）

暴泄不止：神曲炒二两，茱萸汤泡炒半两，为末，醋糊丸梧子大。每服五十丸，米饮下。（《百一选方》）

食积心痛：陈神曲一块烧红，淬酒二大碗服

之。（《摘玄方》）

【注释】

①贾思勰（xié）《齐民要术》：北魏杰出农学家贾思勰所作的一部综合性农学著作，是我国现存最早的完整农书。

②叶氏《水云录》：参考《本草纲目·序例卷》中"引据古今经史百家书目"，为"叶梦得《水云录》"。叶梦得，北宋末至南宋前期著名词人。《水云录》并未见于叶氏著作集中。

③白虎、青龙、朱雀、玄武、勾陈、螣（téng）蛇六神：传说中的上古六神兽，青龙为东，白虎为西，朱雀为南，玄武为北，此为四象；勾陈、螣蛇为中。

④倪维德《启微集》：即《元机启微》，明代医家倪维德所著医学论著。

⑤克：消化。

【评析】

神曲功专消食调中，健脾和胃，且辛甘气温，尤善化积消食。现代药理研究谓其含有酵母菌和多种消化酶、维生素 B 族，能促进消化，故健脾和胃调中为其主要功用。消化酶高温煎煮易遭破坏，因此神曲入丸散剂或研末冲服效果优于煎煮。胃酸分泌过多者不宜服用。

葱

【释名】时珍曰：葱
从囪。外直中空，有囪通
之象也。葱初生曰葱针，
叶曰葱青，衣曰葱袍，茎
曰葱白，叶中涕曰葱苒。

【集解】时珍曰：冬
葱即慈葱，或名太官葱。
谓其茎柔细而香，可以经
冬，太官①上供宜之，故有

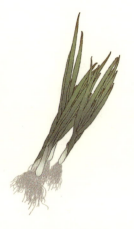

数名。汉葱一名木葱，其茎粗硬，故有木名。冬
葱无子。汉葱春末开花成丛，青白色。其子味辛色
黑，有皱纹，作三瓣状。收取阴干，勿令浥郁②，
可种可栽。

【气味】（葱茎白）辛，平。叶：温。（根
须）平。无毒。

【主治】作汤，治伤寒寒热，中风面目浮
肿，能出汗。（《本经》）

除风湿，身痛麻痹，虫积心痛，止大人阳
脱③、阴毒④、腹痛，小儿盘肠内钓⑤，妇人妊娠

287

溺血，通乳汁，散乳痈，利耳鸣，涂猘犬⑥伤，制蚯蚓毒。（时珍）

【发明】时珍曰：葱乃释家五荤之一。生辛散，熟甘温，外实中空，肺之菜也，肺病宜食之。肺主气，外应皮毛，其合阳明。故所治之证多属太阴、阳明，皆取其发散通气之功，通气故能解毒及理血病。气者血之帅也，气通则血活矣。金疮磕损，折伤血出，疼痛不止者，王璆《百一选方》，用葱白、砂糖等分研封之。云痛立止，更无痕瘢也。葱叶亦可用。又葱管吹盐入玉茎内，治小便不通及转脬⑦危急者，极有捷效。余常用治数人得验。

【附方】感冒风寒初起：即用葱白一握，淡豆豉半合，泡汤服之，取汁。（《濒湖集简方》）

伤寒头痛如破者：连须葱白半斤，生姜二两，水煮温服。（《活人书》）

阴毒腹痛，厥逆唇青卵缩，六脉欲绝者：用葱一束，去根及青，留白二寸，烘热安脐上，以熨斗火熨之，葱坏则易。良久热气透入，手足温有汗即瘥，乃服四逆汤。若熨而手足不温，不可治。（朱肱《南阳活人书》）

大小便闭：捣葱白和酢[8]，封小腹上，仍灸七壮[9]。（《外台秘要》）

【注释】

①太官：古代官名，主要掌管祭祀。

②浥（yì）郁：潮湿气闷，不通风。《齐民要术》："凡五谷种子，浥郁则不生。"

③阳脱：中医病名，又称"亡阳"，是阳气衰竭所表现的危重症候，临床上可见大汗淋漓，汗冷凉，四肢及周身肌肤厥冷，气息微弱，脉微细欲绝。

④阴毒：中医病名，指感受疫毒，以面目青、身痛为主要表现的病症。《金匮要略·百合狐惑阴阳毒病脉证并治》："阴毒之为病，面目青，身痛如被杖，咽喉痛。"

⑤盘肠内钓：也称"盘肠气痛"，中医儿科病名，多因感受风寒，或乳食不节，或肠内寄生虫窜动，导致腹痛剧烈，患儿曲腰抱腹扭动啼哭，如吞钩之鱼，故名。

⑥猘（zhì）犬：狂犬、疯狗。

⑦转脬（pāo）：脬，膀胱。转脬，中医病名，脐下急痛，小便不通之证。

⑧酢（cù）：在此音义同"醋"。

⑨壮：中医艾炷灸灼次数的计量单位，一个艾炷

289

灸灼完毕，成为"一壮"。七壮，即一个艾炷燃烧完毕后，随即更换新艾炷继续灸灼，依次灸灼共七次。

【评析】

　　临床应用多以葱白入药，为风寒发表之平剂。葱叶插入尿道导尿法，唐代孙思邈所记载，是世界上最早的导尿法，挽救了无数生命。葱捣烂外敷，对于小儿虚寒或食积导致的腹痛也有良好效果。

葫（大蒜）

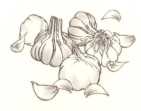

【**释名**】大蒜。时珍曰：按孙恤《唐韵》^①云：张骞使西域，始得大蒜、胡荽。则小蒜乃中土旧有，而大蒜出胡地，故有胡名。

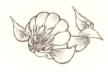

时珍曰：家蒜有二种，根茎俱小而瓣少，辣甚者，蒜也，小蒜也；根茎俱大而瓣多，辛而带甘者，葫也，大蒜也。（《本草纲目》"蒜"篇）

【**集解**】《别录》曰：葫，大蒜也。五月五日采，独子者入药尤佳。

时珍曰：大小二蒜皆八月种。春食苗，夏初食苔，五月食根，秋月收种。北人不可一日无者也。

【**气味**】辛，温，有毒。久食损人目。

【**主治**】归五脏，散痈肿，䘌疮，除风邪，杀毒气。（《别录》）

捣汁饮，治吐血心痛。煮汁饮，治角弓反

张。同鲫鱼丸，治膈气。同蛤粉丸，治水肿。同黄丹丸，治痫疟、孕痢。同乳香丸，治腹痛。捣膏敷脐，能达下焦消水，利大小便。贴足心，能引热下行，治泄泻暴痢及干湿霍乱，止衄血。纳肛中，能通幽门，治关格不通。（时珍）

【发明】时珍曰：葫蒜入太阴、阳明，其气薰烈，能通五脏，达诸窍，去寒湿，辟邪恶，消痈肿，化癥积肉食，此其功也。故王祯称之云：味久不变，可以资生，可以致远，化臭腐为神奇，调鼎俎②，代醯酱③。携之旅途，则炎风瘴雨不能加，食馌④腊毒不能害。夏月食之解暑气。北方食肉面尤不可无。乃食经之上品。日用之多助者也。盖不知其辛能散气，热能助火，伤肺损目，昏神伐性之害，荏苒受之而不悟也。尝有一妇，衄血一昼夜不止，诸治不效。时珍令以蒜傅足心，即时血止，真奇方也。又叶石林《避暑录》⑤云：一仆暑月驰马，忽仆地欲绝。同舍王相教用大蒜及道上热土各一握研烂，以新汲水一盏和取汁，抉齿灌之，少顷即苏。相传徐州市门，忽有版书之方，咸以为神仙救人云。

时珍曰：按李迅论蒜钱灸法云：痈疽⑥之

法，着灸胜于用药。缘热毒中鬲，上下不通，必得毒气发泄，然后解散。凡初发一日之内，便用大独头蒜切如小钱厚，贴顶上灸之。三壮一易，大概以百壮为率。一使疮不开大，二使内肉不坏，三疮口易合，一举而三得之。但头及项以上，切不可用此，恐引气上，更生大祸也。

【附方】背疮灸法：凡觉背上肿硬疼痛，用湿纸贴寻疮头。用大蒜十颗，淡豉半合，乳香一钱，细研。随疮头大小，用竹片作圈围定，填药于内，二分厚，着艾灸之。痛灸至痒，痒灸至痛，以百壮为率。与蒜钱灸法同功。（《外科精要》）

泄泻暴痢：大蒜捣贴两足心。亦可贴脐中。（《千金方》）

心腹冷痛：醋浸至二三年蒜，食至数颗，其效如神。（《濒湖集简方》）

【注释】

①《唐韵》：唐代孙愐著的声韵学著作，原书已佚。

②鼎俎（dǐng zǔ）：鼎和俎，均为古代祭祀时陈列供品的礼器，后泛称割烹用具。

③醯（xī）酱：醋和酱。

④餲（ài）：食物经久而变味。

⑤叶石林《避暑录》：《石林避暑录话》，宋代文人叶梦得的口述笔录，对其所见所闻所经的众多逸闻轶事做了较为详细的记录。

⑥痈疽（yōng jū）：中医病名，比疮疖大的肿毒。凡结成块状的毒疮，浮浅者称"痈"，深厚者称"疽"。

【评析】

大蒜中产生强烈气味的主要原因是大蒜素和被粉碎时由蒜氨酸水解而产生的蒜辣素。这些物质有较强的抗菌、抗真菌、抗原虫作用，还具有抗血小板聚集黏附、提高细胞免疫作用。日常生活中适量食用生蒜有益健康，但有慢性胃肠道炎症、溃疡、急性眼病的人不宜食用。

莱菔（萝卜，含莱菔子）

【释名】时珍曰：
莱菔乃根名，上古谓
之芦萉[1]，中古转为莱
菔，后世讹为萝卜。

【集解】时珍曰：
莱菔今天下通有之。大
抵生沙壤者脆而甘，生
瘠地者坚而辣。根叶皆
可生可熟，可菹可酱，

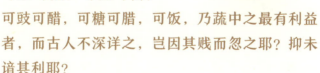

可豉可醋，可糖可腊，可饭，乃蔬中之最有利益
者，而古人不深详之，岂因其贱而忽之耶？抑未
谙其利耶？

【气味】（根）辛、甘；（叶）辛、苦，
温，无毒。

【主治】散服及炮煮服食，大下气，消谷和
中，去痰癖，肥健人；生捣汁服，止消渴，试大
有验。（《唐本》[2]）

消痰止咳，治肺痿吐血，温中补不足。
（《日华》）

宽胸膈，利大小便。生食，止渴宽中；煮

食，化痰消导。（宁原）

主吞酸，化积滞，解酒毒，散瘀血，甚效。末服，治五淋。丸服，治白浊。煎汤，洗脚气。饮汁，治下痢及失音，并烟熏欲死。生捣，涂打扑汤火伤。（时珍）

【发明】时珍曰：莱菔根、叶同功，生食升气，熟食降气。苏、寇二氏止言其下气速，孙真人言久食涩营卫，亦不知其生则噫气，熟则泄气，升降之不同也。大抵入太阴、阳明、少阳气分，故所主皆肺、脾、肠、胃、三焦之病。又按张杲《医说》③云：饶民李七病鼻衄甚危，医以萝卜自然汁和无灰酒饮之即止。盖血随气运，气滞故血妄行，萝卜下气而酒导之故也。

【附方】食物作酸④：萝卜生嚼数片，或生菜嚼之亦佳，绝妙。干者、熟者、盐腌者，及人胃冷者，皆不效。（《濒湖集简方》）

鼻衄不止：萝卜捣汁半盏，入酒少许热服，并以汁注鼻皆良。或以酒煎沸，入萝卜再煎，饮之。（《卫生易简方》）

满口烂疮：萝卜自然汁，频漱去涎妙。（《濒湖集简方》）

莱菔子

【气味】辛、甘，平，无毒。

【主治】研汁服，吐风痰。同醋研，消肿毒。（《日华》）

下气定喘治痰，消食除胀，利大小便，止气痛，下痢后重，发疮疹。（时珍）

【发明】震亨曰：莱菔子治痰，有推墙倒壁之功。

时珍曰：莱菔子之功，长于利气。生能升，熟能降。升则吐风痰，散风寒，发疮疹；降则定痰喘咳嗽，调下痢后重，止内痛，皆是利气之效。予曾用，果有殊绩。

【附方】肺痰咳嗽：莱菔子半升淘净焙干，炒黄为末，以糖和，丸芡子大，绵裹含之，咽汁甚妙。（《胜金方》⑤）

痰气喘息：萝卜子炒，皂荚烧存性，等分为末，姜汁和，炼蜜丸梧子大。每服五七十丸，白汤下。（《简便单方》⑥）

气胀气蛊：莱菔子研，以水滤汁，浸缩砂一两一夜，炒干又浸又炒，凡七次，为末。每米饮服一钱，如神。（《朱氏集验方》）

①蕧（fú）：芦蕧，菜名，即"莱菔"，萝卜。

②《唐本》：即《唐本草》，又名《新修本草》，唐代药学家苏恭（又称苏敬）主持编撰的世界上第一部由国家正式颁布的药典。

③张杲《医说》：宋代张杲著的医史著作，介绍历代名医生平事迹、医学典籍以及疾病治疗等内容。

④食物作酸：吃食物后出现胃中反酸的症状。

⑤《胜金方》：书名见于《本草纲目·序例卷》中"引据古今医家书目"，原书已不可考。

⑥《简便单方》：参考《本草纲目·序例卷》中"引据古今医家书目"，为明代医家杨起撰写的《简便单方俗论》。

【评析】

萝卜药用部位为子，即"莱菔子"，祛痰下气，消食化积。其主要含多量芥酸、亚油酸，可减少支气管渗出而祛痰，促进胃肠蠕动、滑肠而消除胃肠胀满。萝卜生食，祛痰、消胀效果更佳。

生　姜

【释名】时珍曰：初生嫩者，其尖微紫，名紫姜，或作子姜，宿根谓之母姜也。

【集解】时珍曰：姜宜原隰①沙地。四月取母姜种之。五月生苗如初生嫩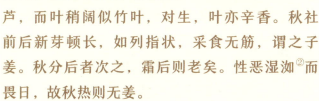芦，而叶稍阔似竹叶，对生，叶亦辛香。秋社前后新芽顿长，如列指状，采食无筋，谓之子姜。秋分后者次之，霜后则老矣。性恶湿洳②而畏日，故秋热则无姜。

【气味】辛，微温，无毒。时珍曰：食姜久，积热患目，珍屡试有准。凡病痔人多食兼酒，立发甚速。痈疮人多食，则生恶肉。此皆昔人所未言者也。

【主治】归五脏，除风邪寒热，伤寒头痛鼻塞，咳逆上气，止呕吐，去痰下气。（《别录》）

去水气满，疗咳嗽时痰。和半夏，主心下急痛。又和杏仁作煎，下急痛气实，心胸拥隔冷热

气，神效。捣汁和蜜服，治中热呕逆不能下食。（甄权）

生用发散，熟用和中，解食野禽中毒成喉痹。浸汁，点赤眼。捣汁和黄明胶熬，贴风湿痛甚妙。（时珍）

【发明】杲曰：生姜之用有四：制半夏、厚朴之毒，一也；发散风寒，二也；与枣同用，辛温益脾胃元气，温中去湿，三也；与芍药同用，温经散寒，四也。孙真人云：姜为呕家圣药，盖辛以散之。呕乃气逆不散，此药行阳而散气也。

时珍曰：姜辛而不荤，去邪辟恶，生啖熟食，醋、酱、糟、盐，蜜煎调和，无不宜之。可蔬可和，可果可药，其利博矣。凡早行山行，宜含一块，不犯雾露清湿之气，及山岚不正之邪。按方广《心法附余》③云：凡中风、中暑、中气、中毒、中恶、干霍乱，一切卒暴之病，用姜汁与童尿服，立可解散。盖姜能开痰下气，童尿降火也。

【附方】久患咳噫④：生姜汁半合，蜜一匙，煎熟，温呷三服愈。（《外台秘要方》）

呕吐不止：生姜一两，醋浆七合，银器中煎取四合，连滓呷之。（《食医心镜》）

300

牙齿疼痛，老生姜瓦焙，入枯矾末同擦之。有人日夜呻吟，用之即愈。（《普济方》）

【注释】

①隰（xí）：低下的湿地。

②洳（rù）：指低湿地带。

③《心法附余》：即《丹溪心法附余》，作者为明代方广。

④噫（yī）：噫气，中医症状名，指胃中气体上出咽喉发出的声响，其声长而缓，俗称"打饱嗝"，是各种消化道疾病常见的症状之一。

【评析】

姜为我国家庭常用食物和调味品，主要含碳水化合物等营养成分，以及姜醇、姜烯等挥发油和姜辣素等成分。不同的炮制方法作用不同：生姜主治感冒风寒、发热、恶寒、胃寒呕吐、中鱼蟹毒而呕吐腹泻；姜汁主治恶心呕吐、痰多咳嗽；姜皮主治小便不利、水肿等病症；煨姜主治脾胃虚寒的恶心呕吐、脘腹怕冷隐痛；炮姜主治脾虚腹泻，中寒腹痛，虚寒出血，便血、崩漏等；干姜主治脾胃虚寒的呕吐泄泻脘腹冷痛、阴寒内盛的四肢厥冷脉微弱以及咳嗽痰稀而多，形如泡沫等病症。姜在民间被广泛应用着：一、春季受寒冷而感冒，家庭用生姜、青葱、红糖，煮沸，热汤饮下，发汗散寒；二、夏季过食冷饮凉菜，或空调过凉，有轻微的腹痛腹泻，用老姜煎汤饮服，有的与黄连同用，可止痛止泻；三、秋季食蟹后，胃肠不舒，用生姜末、紫苏、米醋、红糖，拌，连姜食下，可和胃解寒解毒；四、冬季受冷后膝关节酸痛或肩周炎刺痛，可用生姜泥局部包裹，以散寒止痛消肿。但阴血不足，或者有内热的人不宜食用。

马齿苋

【释名】时珍曰：
其叶比并如马齿，而性
滑利似苋，故名。俗呼
大叶者为独^①耳草，小
叶者为鼠齿苋，又名九
头狮子草。其性耐久难
燥，故有长命之称。

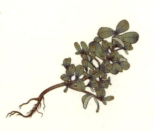

【集解】时珍曰：马齿苋处处园野生之。柔
茎布地，细叶对生。六七月开细花，结小尖实，
实中细子如葶苈子状。人多采苗煮晒为蔬。

【气味】酸，寒，无毒。

【主治】治女人赤白下。（苏颂）

作膏，涂湿癣、白秃^②、杖疮。煮粥，止痢
及疳痢，治腹痛。（孟诜）

散血消肿，利肠滑胎，解毒通淋，治产后虚
汗。（时珍）

【发明】时珍曰：马齿苋所主诸病，皆只取
其散血消肿之功也。

颂曰：多年恶疮，百方不瘥，或病痫^③不

已者。并捣烂马齿傅上，不过三两遍。此方出于武元衡④相国。武在西川，自苦胫疮痃痒不可堪，百医无效。及到京，有厅吏上此方，用之便瘥也。

【附方】产后虚汗：马齿苋研汁三合服。如无。以干者煮汁。（《妇人良方》）

产后血痢，小便不通，脐腹痛：生马齿苋菜杵汁三合，煎沸入蜜一合，和服。（《产宝》⑤）

肛门肿痛：马齿苋叶、三叶酸草等分，煎汤熏洗，一日二次，有效。（《濒湖方》）

赤白带下，不问老、稚、孕妇悉可服。取马齿苋捣绞汁三大合，和鸡子白二枚，先温令热，乃下苋汁，微温顿饮之，不过再作即愈。（崔元亮《海上方》）

【注释】

①狶（tún）：音义同"豚"，小猪，亦泛指猪。

②白秃：白秃疮，中医病名，指发生在头部的一种癣，以脱白屑、久则毛发折断脱落成秃疮为特征，即现代医学的白癣，一种皮肤真菌感染性疾病。

③焮（xīn）：烧灼、灼热。

④武元衡：唐宪宗时宰相。

⑤《产宝》：即《经效产宝》，唐代昝殷撰妇科著作，是现存最早的产科专著。

【评析】

马齿苋清热解毒，现代研究显示其含有大量生物碱、蒽醌苷、有机酸。对多种痢疾杆菌有杀菌作用，且蒽醌类物质有滑肠作用可促进毒素排出，故可用于急慢性痢疾、肠炎；马齿苋抑菌、利尿，对泌尿系感染也有疗效；马齿苋含有丰富的钾盐和 ω-3 脂肪酸，有降脂和保护心脏作用，可作为保健食品食用。但其有滑肠作用，脾虚腹泻者不宜多食。

蒲公英

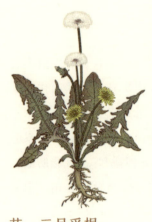

【释名】黄花地丁。
时珍曰：名义未详。俗呼
蒲公丁，又呼黄花地丁。

【集解】时珍曰：
地丁江之南北颇多，他处
亦有之，岭南绝无。小科
布地，四散而生，茎、
叶、花、絮并似苦苣，但
小耳。嫩苗可食。二月采
花，三月采根。

【气味】甘，平，无毒。

【主治】解食毒，散滞气，化热毒，消恶
肿、结核、丁肿①。（震亨）

掺②牙，乌须发，壮筋骨。（时珍）

【发明】杲曰：蒲公英苦寒，足少阴肾经君
药也，本经必用之。

震亨曰：此草属土，开黄花，味甘。解食
毒，散滞气，可入阳明、太阴经。化热毒，消肿
核，有奇功。同忍冬藤煎汤，入少酒佐服，治
乳痈，服罢欲睡，是其功也。睡觉微汗，病即

安矣。

时珍曰：萨谦斋《瑞竹堂方》，有擦牙乌须发还少丹，甚言此草之功，盖取其能通肾也。故东垣李氏言其为少阴本经必用之药，而著本草者不知此义。

【附方】乳痈红肿：蒲公英一两，忍冬藤二两，捣烂，水二钟，煎一钟，食前服。睡觉病即去矣。（《积德堂方》③）

疳疮疔毒：蒲公英捣烂覆之，即黄花地丁也。别更捣汁，和酒煎服，取汁。（《唐氏方》）

多年恶疮：蒲公英捣烂贴。（《救急方》④）

【注释】

①丁肿：丁，同"疔"，中医病名，生于头面或四肢末端的一种毒疮，形小根深，状如钉，故名。相当于现代的皮肤急性化脓性疾病。

②掺（chān）：搓、涂抹。此处为将药物涂抹在牙周。

③《积德堂方》：《陆氏积德堂经验方》，书名见于《本草纲目·序例卷》中"引据古今医家书目"，原

书已不可考。

④《救急方》：书名见于《本草纲目·序例卷》中"引据古今医家书目"，原书已不可考。

【评析】

蒲公英清热解毒。据现代药理研究显示其主要含蒲公英甾醇、蒲公英素等成分，对多种致病菌有抑制作用，且有保肝、促进胆汁分泌、抗溃疡作用，临床广泛用于上呼吸道、胃十二指肠炎症及溃疡、肝胆胰的急慢性炎症治疗中。对于急性乳腺炎，内服同时外敷效果更佳。

蕺（鱼腥草）

【**释名**】鱼腥草。时珍曰：其叶腥气，故俗呼为鱼腥草。

【**集解**】恭曰：蕺[1]菜生湿地山谷阴处，亦能蔓生。叶似荞麦而肥，茎紫赤色。

时珍曰：案赵叔文[2]医方云：鱼腥草即紫蕺。叶似荇，其状三角，一边红，一边青。可以养猪。

【**气味**】（叶）辛，微温，有小毒。

【**主治**】散热毒痈肿，疮痔脱肛，断痁[3]疾，解硇毒。（时珍）

【**附方**】痔疮肿痛：鱼腥草一握，煎汤熏洗，仍以草挹[4]痔即愈。一方：洗后以枯矾入片脑少许，傅之。（《救急方》）

疔疮作痛：鱼腥草捣烂傅之。痛一二时，不可去草，痛后一二日即愈。（《陆氏积德堂方》）

小儿脱肛：鱼腥草擂如泥，先以朴消水洗过，用芭蕉叶托住药坐之，自入也。《永类方》⑤）

【注释】

①蕺（jí）：草名，即鱼腥草。

②赵叔文：赵季敷，字叔文，明代医家，著有《救急易方》。

③痁（shān）：只热不冷的疟疾。

④抴（yì）：牵拉、牵引。

⑤《永类方》：即《永类钤（qián）方》，元代医家李仲南撰，其好友孙允贤加以订补而成。

【评析】

鱼腥草清热解毒，消痈排脓。古代鱼腥草并未作为常规草药应用，西南地区称为"折耳根"或"侧耳根"，作为蔬菜食用。现代通过搜集民间验方并进行现代药理研究，发现鱼腥草具有显著的抗菌、抗病毒、抗炎等功效，临床上广泛用于各种细菌、病毒所致的感染性炎症的治疗。

薯蓣

【释名】山药。宗
奭曰：薯蓣因唐代宗名
豫，避讳①改为薯药；
又因宋英宗讳署，改为
山药。尽失当日本名。
恐岁久以山药为别物，
故详著之。

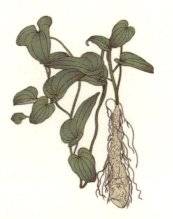

【集解】时珍曰：
薯蓣入药，野生者为
胜；若供馔，则家种者为良。四月生苗延蔓，紫
茎绿叶。叶有三尖，似白牵牛叶而更光润。五六
月开花成穗，淡红色。结荚成簇，荚凡三棱合
成，坚而无仁。其子别结于一旁，状似雷丸，大
小不一，皮色土黄而肉白，煮食甘滑，与其根
同。霜后收子留种，或春月采根截种，皆生。

【修治】颂曰：采白根刮去黄皮，以水浸
之，糁白矾末少许入水中，经宿净洗去涎，焙
干用。

【气味】（根）甘，温、平，无毒。

【主治】伤中，补虚羸，除寒热邪气，补

中，益气力，长肌肉，强阴。久服，耳目聪明，轻身不饥延年。（《本经》）

益肾气，健脾胃，止泄痢，化痰涎，润皮毛。（时珍）

【发明】李杲曰：山药入手太阴。张仲景八味丸用干山药，以其凉而能补也。亦治皮肤干燥，以此润之。

时珍曰：按吴绶云：山药入手、足太阴二经，补其不足，清其虚热。又按王履《溯洄集》②云：山药虽入手太阴，然肺为肾之上源，源既有滋，流岂无益，此八味丸所以用其强阴也。

【附方】小便数多：山药以矾水煮过、白茯苓等分，为末。每水饮服二钱。（《儒门事亲》）

下痢噤口③：山药半生半炒，为末。每服二钱、米饮下。（《卫生易简方》）

脾胃虚弱，不思饮食：山芋（即薯蓣）、白术各一两，人参七钱半，为末，水糊丸小豆大，每米饮下四五十丸。（《普济方》）

湿热虚泄：山药、苍术等分，饭丸，米饮服。大人小儿皆宜。（《濒湖经验方》）

①避讳：封建时代对于君主和尊长的名字，为示尊敬，避免说出或写出而改用他字，叫作"避讳"。《公羊传》："春秋为尊者讳，为亲者讳，为贤者讳。"这是古代避讳的总原则。上下文中，唐代宗名李豫，宋英宗名赵曙，故与"豫""曙"同音字皆需避讳。

②《溯洄集》：即《医经溯洄集》，元代王履编撰的医论集，对很多古代医理和宋以后著名医家的论点，都有独到的阐述和发挥，对明清时期医学理论的发展有很大影响。

③下痢噤口：即"噤口痢"，中医病名，痢疾的一种。因饮食不进或入口即吐，故名。

【评析】

山药，前人有补脾、补肺、补肾之分。其主要含碳水化合物和薯蓣皂苷。本品性味甘平，可堪长期服用，主要以补益脾胃为其所长。鲜山药富含黏液质，有滑肠作用，可以通便；炒山药去除了黏液质，剩下的碳水化合物和薯蓣皂苷有涩肠止泻的作用。但薯蓣皂苷有致敏性，部分人会出现接触性皮炎或胃肠黏膜过敏，过敏者应避免食用。

百 合

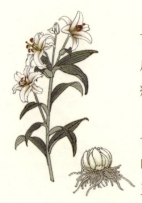

【释名】时珍曰：百合之根，以众瓣合成也。或云专治百合病故名，亦通。

【集解】时珍曰：百合一茎直上，四向生叶。叶似短竹叶，不似柳叶。五六月茎端开大白花，长五寸，六出，红蕊四垂向下，色亦不红。红者叶似柳，乃山丹也。百合结实略似马兜铃，其内子亦似之。其瓣种之，如种蒜法。山中者，宿根年年自生。

【气味】（根）甘，平，无毒。权曰：有小毒。

【主治】邪气腹胀心痛，利大小便，补中益气。（《本经》）

安心、定胆、益志，养五脏，治巅邪狂叫，惊悸。（《大明》）

治百合病。（宗奭）

【附方】百合病①：百合知母汤：治伤寒

后，行住坐卧不定，如有鬼神状，已发汗者。用百合七枚，以泉水浸一宿，明旦更以泉水二升，煮取一升，却以知母三两，用泉水二升煮一升同百合汁再煮取一升半，分服。百合鸡子汤：治百合病已经吐后者。用百合七枚，泉水浸一宿，明旦更以泉水二升，煮取一升，入鸡子黄一个，分再服。百合代赭汤：治百合病已经下②后者。用百合七枚，泉水浸一宿，明旦更以泉水二升，煮取一升，却以代赭石一两，滑石三两，水二升，煮取一升，同百合汁再煮取一升半，分再服。百合地黄汤：治百合病未经汗吐下者。用百合七枚，泉水浸一宿，明旦更以泉水二升，煮取一升，入生地黄汁一升，同煎取一升半，分再服。（仲景《金匮要略》）

肺病吐血：新百合捣汁，和水饮之。亦可煮食。（《卫生易简》）

天泡湿疮：生百合捣涂，一二日即安。（《濒湖集简方》）

【注释】

①百合病：中医病名，以神志恍惚、精神不定为主要表现的情志病。因其治疗以百合为主，故名"百

315

合病"；一说，因其病全身皆不适，无经络传次，百脉一宗悉致其病，故名。出自《金匮要略·百合狐惑阴阳毒病脉证并治》："百合病者，百脉一宗，悉致其病也。"

　　②下：此处指"下法"，中医治法之一，指运用有泻下、攻逐、润下作用的药物，以通导大便、消除积滞、荡涤实热、攻逐水饮的治疗方法。全句为"已经使用了下法治疗的百合病患者"。

【评析】

　　百合清肺止咳，宁心安神。故仲景于百合病多用之。百合病多属大病之后，心肺阴虚而生内热所致，取其清泄心肺虚热以治之。类似现代神经官能症、焦虑状态，或炎症后期炎症介质刺激大脑所致精神改变。另外，百合含少量秋水仙碱，对肺纤维化、痛风及肺癌有一定作用，但煎煮后药力较弱，多在复方中作为辅助使用。

果　部

杏（含杏仁）

【集解】时珍曰：
诸杏，叶皆圆而有尖，
二月开红花，亦有千叶
者，不结实。甘而有沙
者为沙杏，黄而带酢者
为梅杏，青而带黄者为
柰^①杏。其金杏大如梨，
黄如橘。《西京杂记》^②
载蓬莱杏花五色，盖异种也。按《王祯农书》^③
云：北方肉杏甚佳，赤大而扁，谓之金刚拳。凡
杏熟时，榨浓汁，涂盘中晒干，以手摩刮收之，
可和水调粆食，亦五果为助之义也。

杏　仁

【修治】敩曰：凡用（核仁），以汤浸去皮
尖。每斤入白火石^④一斤，乌豆三合，以东流水
同煮，从巳至午，取出晒干用。

时珍曰：治风寒肺病药中，亦有连皮尖用

者，取其发散也。

【气味】甘（苦），温（冷利），有小毒。两仁者杀人，可以毒狗。

【主治】咳逆上气雷鸣，喉痹，下气，产乳金疮，寒心奔豚。（《本经》）

除肺热，治上焦风燥，利胸膈气逆，润大肠气秘。（元素）

杀虫，治诸疮疥，消肿，去头面诸风气疱疱。（时珍）

【发明】元素曰：杏仁气薄味厚，浊而沉坠，降也，阴也。入手太阴经。其用有三：润肺也，消食积也，散滞气也。

杲曰：杏仁散结润燥，除肺中风热咳嗽。杏仁下喘，治气也；桃仁疗狂，治血也。俱治大便秘，当分气、血。昼则便难，行阳气也；夜则便难，行阴血也。故虚人便闭，不可过泄。脉浮者属气，用杏仁、陈皮；脉沉者属血，用桃仁、陈皮。手阳明与手太阴为表里，贲门主往来，魄门⑤主收闭，为气之通道，故并用陈皮佐之。

时珍曰：杏仁能散能降，故解肌散风、降气润燥、消积治伤损药中用之。治疮杀虫，用其毒也。珍按：杏仁性热降气，亦非久服之药。此特其咀嚼吞纳津液，以消积秒则可耳。古有服杏丹法，云是左慈之方。唐慎微收入《本草》，云久服寿至千万。其说妄诞可鄙，今删其纰谬之辞，存之于下，使读者毋信其诳也。

【附方】上气喘急：杏仁、桃仁各半两，去皮尖炒研，用水调生面和，丸梧子大。每服十丸，姜、蜜汤下，微利为度。（《圣济总录》）

风虚头痛欲破者：杏仁去皮尖，晒干研末，水九升研滤汁，煎如麻腐状，取和羹粥食。七日后大汗出，诸风渐减。此法神妙，可深秘之。慎风、冷、猪、鸡、鱼、蒜、醋。（《千金方》）

心腹结气：杏仁、桂枝、橘皮、诃黎勒皮等分，为丸。每服三十丸，白汤下。无忌。（孟诜《食疗》）

喉痹痰嗽：杏仁去皮熬黄三分，和桂末一分，研泥，裹含之，咽汁。（陈藏器《本草》）

身面疣⑥目：杏仁烧黑研膏，擦破，日日涂之。（《千金方》）

面上䵟⑦疱：杏仁去皮，捣和鸡子白。夜涂之，旦以暖酒洗去。（孟诜《食疗》）

两颊赤痒：其状如痱⑧，名头面风。以杏仁

频频揩之。内服消风散。（《证治要诀》）

【注释】

①奈（nài）：通常指奈李，李子的一种。此处为杏的一个品种名。

②《西京杂记》：据说是汉代刘歆著、东晋葛洪辑抄的古代历史笔记小说集。

③《王祯农书》：元代王祯著的农学专著。该书在前人的基础上，第一次对广义的农业生产知识做了全面系统的论述，提出中国农学的传统体系。

④白火石：即"燧石"，硅质岩的一种，剧烈撞击时可以产生火花。

⑤魄门：即肛门，与上文中的"贲门"均为中医理论中的"七冲门"。《难经》："唇为飞门，齿为户门，会厌为吸门，胃为贲门，太仓下口为幽门，大肠小肠会为阑门，下极为魄门，故曰七冲门也。"

⑥疣（yóu）：皮肤上长出的小赘生物，多为病毒感染所致。

⑦黚（gǎn）：颜色枯焦黝黑。

⑧痹（fèi）：音义同"痱"，痱子、汗疹。

【评析】

杏食用部分为果皮，药用部分为其种子，名"杏仁"，止咳平喘，润肠通便。现代药理研究显示杏仁中含有苦杏仁苷、脂肪油、苦杏仁酶，以及多种蛋白质。苦杏仁苷有镇咳作用，杏仁中所含大量脂肪油，可润肠通便。生杏仁可产生氢氰酸，1克杏仁可产生约 2.5mg 氢氰酸，而氢氰酸的致死量为 50mg，故杏仁不可生食。经炒或煎煮后，毒性被破坏，适量应用是安全的。李时珍批驳前代"久服寿至千万"的说法，认为"其说妄诞可鄙"，于是"今删其纰谬之辞，存之于下，使读者毋信其诳也"，是非常有科学道理的，在因循守旧的封建社会，难能可贵。

桃（含桃实、桃仁）

【释名】时珍曰：桃
性早花，易植而子繁，故
字从木、兆。十亿曰兆，
言其多也。或云从兆谐
声也。

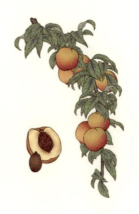

桃　实

【气味】辛、酸、甘，热，微毒。时珍曰：
生桃多食，令人膨胀及生痈疖。

【主治】肺之果，肺病宜食之。（思邈）

桃　仁

【修治】《别录》曰：七月采，取仁阴干。

敩曰：凡使须去皮，用白术、乌豆二味，同
于坩锅^①中煮二伏时^②，漉出劈开，心黄如金色
乃用。

时珍曰：桃仁行血，宜连皮、尖生用。

润燥活血，宜汤浸去皮、尖炒黄用。或麦麸同炒，或烧存性，各随本方。双仁者有毒。不可食。

【气味】苦、甘，平，无毒。

【主治】瘀血血闭，癥瘕邪气，杀小虫。（《本经》）

止咳逆上气，消心下坚硬，除卒暴击血，通月水，止心腹痛。（《别录》）

治血结、血秘、血燥，通润大便，破蓄血。（元素）

主血滞风痹骨蒸，肝疟寒热，鬼疰疼痛，产后血病。（时珍）

【发明】杲曰：桃仁苦重于甘，气薄味厚，沉而降，阴中之阳，手、足厥阴经血分药也。苦以泄滞血，甘以生新血，故破凝血者用之。其功用四：治热入血室③，一也；泄腹中滞血，二也；除皮肤血热燥痒，三也；行皮肤凝聚之血，四也。

【附方】偏风不遂及癖疾：用桃仁二千七百枚，去皮、尖、双仁，以好酒一斗三升，浸二十一日，取出晒干杵细，作丸如梧子大。每服二十丸，以原酒吞之。（《外台秘要》）

骨蒸作热：桃仁一百二十枚，留尖去皮及双仁，杵为丸，平旦④井花水⑤顿服之。令尽量饮酒至醉，仍须任意吃水。隔日一剂，百日不得食肉。（《外台秘要》）

【注释】

①坩（gān）锅：《大观本草》《政和本草》中引用此句时写为"垍（jì）锅"，即陶土烧制的锅，并非现代化学所用的耐高温坩埚。

②伏时：一昼夜，24小时。二伏时为两昼夜，48小时。

③热入血室：中医病名，出自《伤寒杂病论》，指妇女经期前后或分娩前后，感受外邪导致的发热恶寒，下腹部或胸胁下硬满，重者可有夜晚神志异常胡言乱语的病证。类似于现代的感染性盆腔炎等妇科病。

④平旦：古代时间名词，意为太阳停留在地平线上，即天亮之时，相当于清晨3~5点。

⑤井花水：也称"井华水"，早晨第一次汲取的井泉水，古人认为此水甘，平，无毒，安神清热。

【评析】

桃的药用部分为桃仁，活血祛瘀，润肠通便。现代药理研究显示其有改善血流动力、抗凝血、抗炎作用，其所含脂肪油，可润肠通便。但桃仁中也含有苦杏仁苷，可分解为有毒的氢氰酸，因此桃仁也不宜大剂量研末吞服，而应煎煮后服用。

枣（含生枣、大枣）

【释名】时珍曰：按陆佃《埤雅》云：大曰枣，小曰棘。棘，酸枣也。枣（繁体为棗）性高，故重束；棘性低，故并束。束音次。枣、棘皆有刺针，会意也。

【集解】时珍曰：枣木赤心有刺。四月生小叶，尖觥光泽。五月开小花，白色微青。南北皆有，惟青、晋[①]所出者肥大甘美，入药为良。按贾思勰《齐民要术》云：凡枣全赤时，日日撼而收曝，则红皱。若半赤收者，肉未充满，干即色黄而皮皱。将赤收者，味亦不佳。

生　枣

【气味】甘、辛，热，无毒多食令人寒热。凡羸瘦者不可食。

思邈曰：多食令人热渴膨胀，动脏腑，损脾元，助湿热。

大　枣

【气味】甘，平，无毒。

【主治】心腹邪气，安中，养脾气，平胃气，通九窍，助十二经，补少气、少津液、身中不足，大惊四肢重，和百药。久服轻身延年。（《本经》）

补中益气，坚志强力，除烦闷。（《别录》）

润心肺，止嗽，补五脏，治虚损。（《大明》）

和阴阳，调荣卫，生津液。（李杲）

【发明】杲曰：大枣气味俱厚，阳也。温以补不足，甘以缓阴血。

成无己曰：邪在荣卫者，辛甘以解之。故用姜、枣以和荣卫，生发脾胃升腾之气。张仲景治奔豚，用大枣滋脾土以平肾气也。治水饮胁痛有十枣汤，益土而胜水也。

时珍曰：素问言枣为脾之果，脾病宜食之。谓治病和药，枣为脾经血分药也。若无故频食，则生虫损齿，贻害多矣。

【附方】调和胃气：以干枣去核，缓火逼燥为末。量多少入少生姜末，白汤点服。调和胃气甚良。（《衍义》②）

伤寒热病后，口干咽痛，喜唾：大枣二十枚，乌梅十枚，捣入蜜丸。含如杏核大，咽汁甚效。（《千金方》）

妇人脏燥③，悲伤欲哭，象若神灵，数欠者：大枣汤主之：大枣十枚，小麦一升，甘草二两，每服一两，水煎服之。亦补脾气。（《金匮》）

【注释】

①青、晋：我国古代行政区。青，属今山东省；晋，属今山西省。

②《衍义》：即《本草衍义》或称《本草广义》，北宋药物学家寇宗奭撰。

③脏（zàng）燥：中医病名，指妇女精神忧郁，烦躁不宁，无故悲泣，喜怒无定，呵欠频作，不能自控者。出自《金匮要略·妇人杂病篇》："妇人脏燥，喜悲伤欲哭，象如神灵所作，数欠伸，甘麦大枣汤主之。"

【评析】

鲜枣作为水果食用，不入药。因其含较多糖类，多食助湿热，令人热、渴、腹胀，故食用当适量。大枣健脾胃、调营卫、和药性，是中药方剂中常用的佐使药，起保护胃肠、矫正药汤味道的作用。另外，因其含有大量碳水化合物、糖类、蛋白质，可以增加肌肉量和肌力、保护肝细胞、促进蛋白质合成、调节脑神经递质抗焦虑等作用，在临床上常用于虚弱、营养不良、抑郁焦虑、神经功能紊乱等治疗。

橘（含黄橘皮、青橘皮）

【集解】时珍曰：橘、柚，苏恭所说甚是。苏颂不知青橘即橘之未黄者，乃以为柚，误矣。按《事类合璧》①云：橘树高丈许，枝多生刺。其叶两头尖，绿色光面，大寸余，长二寸许。四月着小白花，甚香。结实至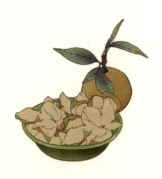冬黄熟，大者如杯，包中有瓣，瓣中有核也。

黄橘皮（陈皮）

【释名】陈皮。弘景曰：橘皮疗气大胜。以东橘为好，西江者不如。须陈久者为良。好古曰：橘皮以色红日久者为佳，故曰红皮、陈皮。去白者曰橘红也。

【修治】时珍曰：橘皮纹细色红而薄，内多筋脉，其味苦辛。今天下多以广中来者为胜，江西者次之。凡橘皮入和中理胃药则留白，入下气消痰药则去白，其说出于《圣济》经。去白者，以白汤入盐洗润透，刮去筋膜，晒干用。亦有煮焙者，各随本方。

【气味】苦、辛，温，无毒。

【主治】胸中瘕热逆气[②]，利水谷。久服去臭，下气通神。（《本经》）

清痰涎，治上气咳嗽，开胃，主气痢，破癥瘕痃癖[③]。（甄权）

疗呕哕反胃嘈杂，时吐清水，痰痞痎疟[④]，大肠闭塞，妇人乳痈。入食料，解鱼腥毒。（时珍）

【发明】杲曰：橘皮气薄味厚，阳中之阴也。可升可降，为脾、肺二经气分药。留白则补脾胃，去白则理肺气。同白术则补脾胃，同甘草则补肺。独用则泻肺损脾。其体轻浮，一能导胸中寒邪，二破滞气，三益脾胃。加青皮减半用之去滞气，推陈致新。但多用久服，能损元气也。

时珍曰：橘皮，苦能泄能燥，辛能散，温能和。其治百病，总是取其理气燥湿之功。同补药则补，同泻药则泻，同升药则升，同降药则降。

【附方】润下丸：治湿痰，因火泛上，停滞胸膈，咳唾稠粘。陈橘皮半斤，入砂锅内，下盐五钱，化水淹过煮干，粉甘草二两，去皮蜜炙，

各取净末，蒸饼和丸梧桐子大。每服百丸，白汤下。（《丹溪方》）

宽中丸：治脾气不和，冷气客于中，壅遏不通，是为胀满。用橘皮四两，白术二两，为末，酒糊丸梧子大。每食前木香汤下三十丸，日三服。（《指迷方》⑤）

橘皮汤：治男女伤寒并一切杂病呕哕，手足逆冷者。用橘皮四两，生姜一两，水二升，煎一升，徐徐呷之即止。（仲景方）

青橘皮（青皮）

【修治】时珍曰：青橘皮乃橘之未黄而青色者，薄而光，其气芳烈。今人多以小柑、小橙伪为之，不可不慎辨之。入药以汤浸去瓤，切片醋拌，瓦炒过用。

【气味】苦、辛，温，无毒。

【主治】气滞，下食，破积结及膈气。（苏颂）

破坚癖，散滞气，去下焦诸湿，治左胁肝经积气。（元素）

治胸膈气逆，胁痛，小腹疝痛，消乳肿，疏

333

肝胆，泻肺气。（时珍）

【发明】元素曰：青橘皮气味俱厚，沉而降，阴也。入厥阴、少阳经，治肝胆之病。

震亨曰：青皮乃肝胆二经气分药，故人多怒有滞气，胁下有郁积，或小腹疝疼，用之以疏通二经，行其气也。若二经实者，当先补而后用之。又云：疏肝气加青皮，炒黑则入血分也。

时珍曰：青橘皮古无用者，至宋时医家始用之。其色青气烈，味苦而辛，治之以醋，所谓肝欲散，急食辛以散之，以酸泄之，以苦降之也。陈皮浮而升，入脾、肺气分。青皮沉而降，入肝、胆气分。一体二用，物理自然也。

【附方】快膈汤：治冷膈气及酒食后饱满。用青橘皮一斤作四分：四两用盐汤浸，四两用白沸汤浸，四两用醋浸，四两用酒浸。各三日取出，去白切丝，以盐一两炒微焦，研末。每用二钱，以茶末五分，水煎温服。亦可点服。

法制青皮：常服安神调气，消食解酒益胃，不拘老人小儿。宋仁宗每食后咀数片，乃邢和璞真人所献，名万年草。用青皮一斤浸去苦味，去瓤炼净，白盐花五两，炙甘草六两，舶茴香四两，甜水一斗煮之。不住搅，勿令著底。候水尽

慢火焙干，勿令焦。去甘草、茴香，只取青皮密收用。（《王氏易简方》）

伤寒呃逆⑥：声闻四邻。四花青皮全者，研末。每服二钱，白汤下。（《医林集要》⑦）

【注释】

①《事类合璧》：即《古今合璧事类备要》，宋代谢维新撰的一部综合性类书，内容极其丰富，保存了大量散佚的古代文献。

②胸中痕热逆气：痕，同"瘕"。胸中之气不能顺畅流通，逆则热聚于胸中，形成痞满郁闷之感，如有肿块堵塞。

③痃癖（xuán pì）：痃，腹中癖块。癖，饮水不消之病。《杂病源流犀烛》："痃者，悬也，悬于腹内，近脐左右，各有一条筋脉扛起，大者如臂如筒，小者如指如笔管如弦。"

④痎疟（jiē nüè）：隔日发作的疟疾，也指经久不愈的疟疾。

⑤《指迷方》：又名《全生指迷方》《济世全生指迷方》，宋代王贶（kuàng）撰，原书已佚。

⑥呃逆：俗称"打嗝"，气从胃中上逆，喉间呃呃有声，急促而短。由横膈膜痉挛收缩引起。

⑦《医林集要》：也称《医林类证集要》，明代王

335

玺撰的综合性医书。

【评析】

陈皮健脾理气，和胃化湿，而青皮疏肝破气，消积化滞。陈皮主要用于胃部疾病所致的恶心呕吐、胀满不舒、食欲不振，以及肺部疾病所致咳嗽痰多。青皮还可用于情绪不舒所导致的乳腺病及妇科病。药理研究显示，陈皮和青皮中都主要含挥发油、黄酮类橙皮苷和对羟福林等成分，青皮中黄酮含量比陈皮高，故其对胃肠平滑肌的解痉、推动作用较强。

莲（含莲实、藕、藕节、莲薏、莲蕊须、荷叶）

莲实（莲子）

【释名】石莲子。

【修治】弘景曰：藕实即莲子，八九月采黑坚如石者，干捣破之。

时珍曰：石莲剁去黑壳，谓之莲肉。以水浸去赤皮、青心，生食甚佳。入药须蒸熟去心，或晒或焙干用。

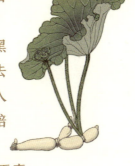

【气味】甘，平，涩，无毒。

【主治】补中养神，益气力，除百疾。（《本经》）

止渴去热，安心止痢，治腰痛及泄精。（《大明》）

交心肾，厚肠胃，固精气，强筋骨，补虚损，利耳目，除寒湿，止脾泄久痢，赤白浊，女

人带下崩中诸血病。（时珍）

捣碎和米作粥饭食，轻身益气，令人强健。（苏颂）

【发明】时珍曰：莲产于淤泥，而不为泥染；居于水中，而不为水没。根茎花实，凡品难同；清净济用，群美兼得。自荷蕊①而节节生茎，生叶，生花，生藕；由菡萏而生蕊，生莲，生茄②，生薏。其莲茄则始而黄，黄而青，青而绿，绿而黑，中含白肉，内隐青心。石莲坚刚，可历永久。薏藏生意，藕复萌芽，展（今写为辗）转生生，造化不息。故释氏用为引譬，妙理具存；医家取为服食，百病可却。盖莲之味甘气温而性啬，禀清芳之气，得稼穑之味，乃脾之果也。脾者黄宫，所以交媾水、火，会合木、金者也③。土为元气之母，母气既和，津液相成，神乃自生，久视耐老，此其权舆④也。昔人治心肾不交⑤，劳伤白浊，有清心莲子饮；补心肾，益精血，有瑞莲丸，皆得此理。

【附方】清心宁神：用莲蓬中干石莲子肉，于砂盆中擦去赤皮，留心，同为末，入龙脑，点汤服之。（宗奭）

久痢噤口：石莲肉炒，为末。每服二钱，陈
仓米汤调下，便觉思食，甚妙。加入香莲丸，尤
妙。（《丹溪心法》）

藕

【气味】甘，平，无毒。

【主治】热渴，散留血，生肌。（《别录》）

捣汁服，止闷除烦开胃，治霍乱，破产后血
闷。捣膏，罯金疮并伤折，止暴痛。蒸煮食之，
大能开胃。（《大明》）

【发明】诜曰：产后忌生冷物，独藕不同生
冷者，为能破血也。

时珍曰：白花藕大而孔扁者，生食味甘，
煮食不美；红花及野藕，生食味涩，煮蒸则佳。
夫藕生于卑污，而洁白自若。质柔而穿坚，居
下而有节。孔窍玲珑，丝纶内隐。生于嫩蒻，而
发为茎、叶、花、实，又复生芽，以续生生之
脉。四时可食，令人心欢，可谓灵根矣。故
其所主者，皆心脾血分之疾，与莲之功稍不
同云。

【附方】伤寒口干：生藕汁、生地黄汁、

童子小便各半盏，煎温，服之。（庞安时《伤寒论》⑥）

霍乱烦渴：藕汁一钟，姜汁半钟，和匀饮。（《圣济总录》）

上焦痰热：藕汁、梨汁各半盏，和服。（《简便方》）

藕　节

【气味】涩，平，无毒。

【主治】捣汁饮，主吐血不止，及口鼻出血。（甄权）

消瘀血，解热毒。（《大明》）

能止咳血唾血，血淋溺血，下血血痢血崩。（时珍）

【发明】时珍曰：一男子病血淋，痛胀祈死。予以藕汁调发灰，每服二钱，服三日而血止痛除。

【附方】鼻衄不止：藕节捣汁饮，并滴鼻中。

卒暴吐血：双荷散：用节、荷蒂各七个，以蜜少许擂烂，用水二钟，煎八分，去滓，温服。

或为末丸服亦可。（《圣惠方》）

大便下血：藕节晒干研末，人参、白蜜煎汤，调服二钱，日二服。（《全幼心鉴》）

莲薏（莲子心）

【采制】即莲子中青心也。

【气味】苦，寒，无毒。

【主治】血渴，产后渴，生研末，米饮服二钱，立愈。（士良[7]）

清心去热。（时珍）

【附方】劳心吐血：莲子心七个，糯米二十一粒，为末，酒服。（《是斋百一方》[8]）

莲蕊须

【气味】甘，涩，温，无毒。

【主治】清心通肾，固精气，乌须发，悦颜色，益血，止血崩、吐血。（时珍）

【附方】久近痔漏三十年者，三服除根。用莲花蕊、黑牵牛头末各一两半，当归五钱，

为末。每空心酒服二钱。忌热物。五日见效。（《孙氏集效方》⑨）

荷　叶

【气味】苦，平，无毒。

【主治】生发元气，裨助脾胃，涩精滑，散瘀血，消水肿痈肿，发痘疮，治吐血咯血衄血，下血溺血血淋，崩中，产后恶血，损伤败血。（时珍）

【附方】阳水浮肿：败荷存性，末。每服二钱，米饮调下，日三服。（《证治要诀》）

伤寒产后血运欲死：用荷叶、红花、姜黄等分，炒研末。童子小便调服二钱。（庞安时《伤寒论》）

吐血衄血，阳乘于阴，血热妄行，宜服四生丸：陈日华云：屡用得效。用生荷叶、生艾叶、生柏叶、生地黄等分，捣烂，丸鸡子大。每服一丸，水三盏，煎一盏，去滓服。（《济生方》）

刀斧伤疮：荷叶烧研，搽之。（《集简方》）

【注释】

①蒻蒻（ruò mì）：蒻，藕的别称。蒻，藕在泥中的部分。

②菂（dì）：莲子。

③脾者黄宫，所以交媾水、火，会合木、金者也：中医心、肝、脾、肺、肾五脏分属火、木、土、金、水五行。脾属土，居于五脏中心，称为"中黄宫"，如转轴枢纽，脾的运行可以使上下心肾水火交通、左右肺肝金木会和。

④权舆（yú）：起始，萌芽；新生。

⑤心肾不交：中医症候名。指中医五脏系统中心与肾协调失常，肾水亏虚于下，不能上济心火，使心火独亢于上的病理现象。

⑥庞安时《伤寒论》：即宋代著名医家庞安时著的《伤寒总病论》。

⑦士良：应为"仕良"，即五代时期南唐医家陈仕良，著有《食性本草》。

⑧《是斋百一方》：《本草纲目·序例卷》中"引据古今医家书目"并无此书名。只有王玠《是斋指迷方》（即《指迷方》）、葛洪《肘后百一方》、王璆《百一选方》。

⑨《孙氏集效方》：参考《本草纲目·序例卷》中"引据古今医家书目"，为明代医家孙天仁所集《孙氏天仁集张真人神速万应方》，或称《孙天仁集效方》。

【评析】

莲藕各部均能入药。藕能凉血散血，清热生津；藕节能止诸血，消瘀解毒；莲子最益脾胃，补心肾而益精气；莲子心清心去热，消暑除烦，止血涩精；莲须功同莲子，而以收涩见长；荷叶具升发之性，清暑而能利湿。诸药各有其效，自当留心细察。

木　部

辛　夷

【释名】时珍曰：夷者荑①也。其苞初生如荑而味辛也。

【集解】时珍曰：辛夷花初出枝头，苞长半寸，而尖锐俨如笔头，重重有青黄茸毛顺铺，长半分许。及开则似莲花而小如盏，紫苞红焰，作莲及兰花香。亦有白色者，人呼为玉兰。又有千叶者，诸家言苞似小桃者，比类欠当。

【修治】敩曰：拭去赤肉毛了，以芭蕉水浸一宿，用浆水煮之，从巳至未，取出焙干用。

【气味】辛，温，无毒。

【主治】温中解肌，利九窍，通鼻塞涕出，治面肿引齿痛，眩冒身兀兀②如在车船之上者，生须发，去白虫。（《别录》）

鼻渊③鼻鼽④，鼻塞鼻疮，及痘后鼻疮，并用研末，入麝香少许，葱白蘸入数次，甚良。

（时珍）

【发明】时珍曰：鼻气通于天，天者头也，肺也。肺开窍于鼻，而阳明胃脉环鼻而上行。脑为元神之府，而鼻为命门之窍。人之中气不足，清阳不升，则头为之倾，九窍为之不利。辛夷之辛温走气而入肺，其体轻浮，能助胃中清阳上行通于天。所以能温中，治头面目鼻九窍之病。

【注释】

①荑（yí）：茅草的嫩芽。

②兀兀：昏沉貌。

③鼻渊：中医病名，指鼻流浊涕、量多不止为主要特征的鼻病，常伴头痛、鼻塞、不闻香臭。常见于现代的急、慢性鼻窦炎。

④鼻鼽（qiú）：中医病名，指突发且反复发作的鼻痒、喷嚏、流清涕、鼻塞为主要特征的鼻病。相当于现代的过敏性鼻炎。

【评析】

辛夷为木兰科植物辛夷或玉兰的花蕾。本品早春开花，气味辛香，能通窍而上行脑舍，后世多用治疗鼻疾。李时珍在"主治"栏下增入其治鼻渊、鼻鼽，突出显示辛夷治疗鼻疾的特点。现代药理研究显示，辛夷主要含挥发油和黄酮苷，有明显的抗过敏作用和抗菌、抗病毒作用。

厚　朴

【释名】时珍曰：其
木质朴而皮厚，味辛烈而
色紫赤，故有厚朴[①]、烈
（朴）、赤（朴）诸名。

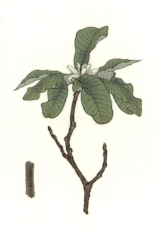

【集解】时珍曰：朴
树肤白肉紫，叶如槲叶，
五六月开细花，结实如冬
青子，生青熟赤，有核。
七八月采之，味甘美。

【修治】《大明》曰：入药去粗皮，用姜汁
炙，或浸炒用。

【气味】（皮）苦，温，无毒。

【主治】温中益气，消痰下气，疗霍乱及腹
痛胀满，胃中冷逆，胸中呕不止，泄痢淋露，除
惊，去留热心烦满，厚肠胃。（《别录》）

健脾，治反胃，霍乱转筋，冷热气，泻膀胱
及五脏一切气，妇人产前产后腹脏不安，杀肠中
虫，明耳目，调关节。（《大明》）

主肺气胀满，膨而喘咳。（好古）

【发明】元素曰：厚朴之用有三：平胃，

一也；去腹胀，二也；孕妇忌之，三也。虽除腹胀，若虚弱人，宜斟酌用之，误服脱人元气。惟寒胀大热药中兼用，乃"结者散之"之神药也。

好古曰：盖（厚朴）与枳实、大黄同用，则能泻实满，所谓消痰下气是也；若与橘皮、苍术同用，则能除湿满，所谓温中益气是也；与解利药同用，则治伤寒头痛；与泻利药同用，则厚肠胃。大抵其性味苦温，用苦则泄，用温则补也。

【附方】腹痛胀满：厚朴七物汤：用厚朴半斤制，甘草、大黄各三两，枣十枚，大枳实五枚，桂二两，生姜五两，以水一斗，煎取四升，温服八合②，日三。呕者加半夏五合。（《金匮要略》）

男女气胀，心闷，饮食不下，冷热相攻，久患不愈：厚朴（姜汁炙焦黑）为末，以陈米饮调服二钱匕，日三服。（《斗门方》）

中满洞泻③：厚朴、干姜等分为末，蜜丸梧子大。每服五十丸，米饮下。（《鲍氏方》④）

【注释】

①厚朴（pò）：植物名。树皮入药，为著名中药。

②合（gě）：古代度量单位，1升=10合。

③洞泻：洞泻即寒湿性腹泻，大便如水样泄泻不止。

④《鲍氏方》：参考《本草纲目·序例卷》中"引据古今医家书目"，为《鲍氏小儿方》，原书已不可考。

【评析】

厚朴破气燥湿，降逆消痞，是宽中化滞、平胃理气之要药。现代药理研究显示其主要含厚朴酚、木兰箭毒碱和挥发油等成分，适于胃肠功能失调，平滑肌运动减弱所致的腹胀痞塞。小剂量使用时（3~6克），兴奋平滑肌收缩促进胃肠运动；大剂量（9~15克）使用时，厚朴酚则抑制神经，缓解平滑肌痉挛；更大剂量使用时，生物碱会起肌肉松弛剂作用，使全身松软无力、胃肠麻痹瘫痪。因此厚朴只用于实证，不用于元气虚弱者。

杜 仲

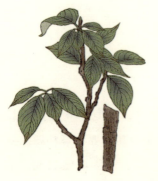

【释名】时珍曰：昔有杜仲服此得道，因以名之。

【集解】《别录》曰：二月、五月、六月、九月采皮。

颂曰：叶亦类柘，其皮折之白丝相连。

【修治】敩曰：凡使削去粗皮。每一斤用酥一两、蜜三两，和涂火炙，以尽为度。细锉用。

【气味】（皮）辛，平，无毒。

【主治】腰膝痛，补中益精气，坚筋骨，强志，除阴下痒湿，小便余沥。（《本经》）

能使筋骨相着。（李杲）

润肝燥，补肝经风虚。（好古）

【发明】时珍曰：杜仲古方只知滋肾，惟王好古言是肝经气分药，润肝燥，补肝虚，发昔人所未发也。盖肝主筋，肾主骨，肾充则骨强，肝充则筋健。屈伸利用，皆属于筋。杜仲色紫而润，味甘微辛，其气温平。甘温能补，微辛能润。故能入肝而补肾，子能令母实也。

【附方】肾虚腰痛：用杜仲去皮炙黄一大斤，分作十剂。每夜取一剂，以水一大升，浸至五更，煎三分减一，取汁，以羊肾三四枚切下，再煎三五沸，如作羹法，和以椒、盐，空腹顿服。（崔元亮《海上集验方》）

频惯堕胎或三四月即堕者：于两月前以杜仲八两（糯米煎汤浸透，炒去丝）、续断二两（酒浸焙干），为末，以山药五六两为末作糊，丸梧子大。每服五十丸，空心米饮下。肘后方用杜仲焙研，枣肉为丸，糯米饮下。（杨起《简便方》）

【评析】

杜仲性味微辛温平，入肝肾二经，补益肝肾、强筋壮骨，为肝肾亏虚导致腰脊酸痛、足膝痿弱、小便余沥不尽、胎动不安的常用药。现代药理研究显示其主要含杜仲胶等成分，能增强垂体—肾上腺皮质功能、扩张肾动脉，有镇静镇痛作用。盐炒杜仲中含松脂醇二葡萄糖苷，还具有降压作用，力量较弱，但改善高血压所致头晕头痛、腰酸腿软等症状效果较好。

桑
（含桑根白皮、桑椹、桑叶、桑枝）

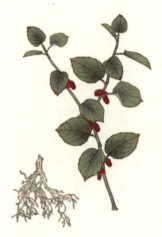

【**释名**】子名椹。

【**集解**】时珍曰：桑有数种：有白桑，叶大如掌而厚；鸡桑，叶花而薄；子桑，先椹而后叶；山桑，叶尖而长。以子种者，不若压条而分者。桑生黄衣，谓之金桑，其木必将槁矣。种树书云：桑以构接则桑大。桑根下埋龟甲，则茂盛不蛀。

桑根白皮

【**修治**】敩曰：凡使，采十年以上向东畔嫩根，铜刀刮去青黄薄皮一重，取里白皮切，焙干用。其皮中涎勿去之，药力俱在其上也。

【**气味**】甘，寒，无毒。

【**主治**】去肺中水气，唾血热渴，水肿腹满

胕胀①，利水道，去寸白②。（《别录》）

治肺气喘满，虚劳客热头痛，内补不足。（甄权）

泻肺，利大小肠，降气散血。（时珍）

【发明】时珍曰：桑白皮长于利小水，乃实则泻其子也。故肺中有水气及肺火有余者宜之。十剂云：燥可去湿，桑白皮、赤小豆之属是矣。

【附方】咳嗽吐血，甚者殷鲜：桑根白皮一斤，米泔浸三宿，刮去黄皮，锉细，入糯米四两，焙干为末。每服一钱，米饮下。（《经验方》）

消渴多尿：入地三尺桑根，剥取白皮炙黄黑，锉，以水煮浓汁，随意饮之。亦可入少米。勿用盐。（《肘后方》）

发槁③不泽：桑根白皮、柏叶各一斤，煎汁沐之即润。（《圣惠方》）

桑　椹

【释名】一名"文武实"。

【主治】单食，止消渴。（苏恭）

利五脏关节，通血气。久服不饥，安魂镇

神。令人聪明，变白不老，多收暴干为末，蜜丸日服。（藏器）

捣汁饮，解中酒毒。酿酒服，利水气消肿。（时珍）

【发明】宗奭曰：本经言桑甚详，然独遗乌椹，桑之精英尽在于此。

【附方】发白不生：黑熟桑椹，水浸日晒，搽涂，令黑而复生也。（《千金方》）

阴证腹痛：桑椹绢包风干，过伏天，为末。每服三钱，热酒下，取汗。（《集简方》）

桑　叶

【气味】苦、甘，寒，有小毒。大明曰：家桑叶，暖，无毒。

【主治】除寒热，出汗。（《本经》）

治劳热咳嗽，明目长发。（时珍）

【发明】颂曰：桑叶可常服。神仙服食方：以四月桑盛时采叶。又十月霜后三分，二分已落，一分在者，名神仙叶，即采取，与前叶同阴干捣末，丸散任服。或煎水代茶饮之。又霜后叶煮汤，淋渫④手足，去风痹殊胜。又微炙和桑衣煎服，治痢及金疮诸损伤，止血。

时珍曰：桑叶乃手、足阳明之药，汁煎代茗，能止消渴。

【附方】风眼下泪：腊月不落桑叶煎汤，日日温洗。或入芒硝。（《集简方》）

小儿渴疾：桑叶不拘多少，逐片染生蜜，绵系蒂上，绷，阴干细切，煎汁日饮代茶。（《胜金方》）

桑　枝

【气味】苦，平。

【主治】遍体风痒干燥，水气，脚气，风气，四肢拘挛，上气眼运，肺气咳嗽，消食利小便。（苏颂）

【发明】时珍曰：煎药用桑者，取其能利关节，除风寒湿痹诸痛也。

【附方】风热臂痛：桑枝一小升切炒，水三升。煎二升，一日服尽。（《本事方》）

【注释】

①胪（lú）胀：腹胀。胪，腹部皮肉，一说腹前

357

为脬。

②寸白：寸白虫，绦虫的古称。因绦虫包孕虫卵的节片呈白色，长约一寸，故名。

③槁（gǎo）：干枯、不润泽。

④渫（xiè）：用水去除，清洁之意。

【评析】

桑有东方神木之称，一身皆药：桑白皮泻肺平喘，行水消肿；桑椹子补肝益肾，熄风滋液，治肝肾阴亏、消渴、便秘、目眩、耳鸣；桑叶祛风清热，凉血明目，治风温发热、头痛目赤、肺热咳嗽、盗汗、风热瘾疹；桑枝祛风湿，利关节，行水气，用治风寒湿痹、四肢拘挛、脚气浮肿、肌体风疹诸证。药虽平淡，用之得法，屡见奇功。

酸　枣

【集解】志曰：酸枣即棘实，更非他物。若云是大枣味酸者，全非也。酸枣小而圆，其核中仁微扁；其大枣仁大而长，不相类也。

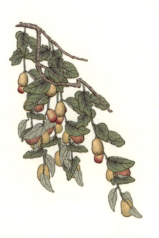

【修治】敩曰：用仁，以叶拌蒸半日、去皮、尖。

【气味】酸，平，无毒。

【主治】心腹寒热，邪结气聚，四肢酸痛湿痹。久服，安五脏，轻身延年。（《本经》）

烦心不得眠，脐上下痛，血转久泄，虚汗烦渴，补中，益肝气，坚筋骨，助阴气，能令人肥健。（《别录》）

【发明】志曰：后唐刊石药验云：酸枣仁，睡多生使，不得睡炒熟。

时珍曰：酸枣实味酸性收，故主肝病，寒热结气，酸痹久泻，脐下满痛之证。其仁甘而润，故熟用疗肝虚不得眠、烦渴虚汗之证；生用疗胆热好眠，皆足厥阴、少阳药也，今人专以为心家药，殊昧①此理。

【附方】胆风沉睡：胆风毒气，虚实不调，昏沉多睡，用酸枣仁一两，生用，金挺蜡茶二两，以生姜汁涂，炙微焦，为散。每服二钱，水七分，煎六分，温服。（《简要济众方》）

胆虚不眠，心多惊悸：用酸枣仁一两炒香，捣为散。每服二钱，竹叶汤调下。（《圣惠方》）

睡中汗出：酸枣仁、人参、茯苓等分，为末，每服一钱，米饮下。（《简便方》）

【注释】

①昧（mèi）：此处为糊涂、不明白之意。

【评析】

酸枣仁养心安神，益阴敛汗。现代药理研究显示其主要含酸枣仁皂苷、脂肪油和有机酸等成分。酸枣仁油乳和酸枣仁总黄酮有镇静催眠作用，故酸枣仁为临床中治疗心脾两虚或肝血不足导致的失眠、心悸、虚汗的常用药物。

枸杞（含枸杞子、地骨皮）

【释名】时珍曰：
枸、杞二树名。此物棘如
枸之刺，茎如杞之条，故
兼名之。

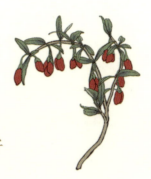

枸杞子

【修治】时珍曰：凡用拣净枝梗，取鲜明者
洗净，酒润一夜，捣烂入药。

【气味】苦，寒。权曰：甘，平。

【主治】坚筋骨，耐老，除风，去虚劳，补
精气。（孟诜）

主心病嗌干心痛，渴而引饮；肾病消中[①]。
（好古）

滋肾润肺，榨油点灯，明目。（时珍）

地骨皮

【修治】敩曰：凡使根，掘得以东流水浸，

刷去土，捶去心，以熟甘草汤浸一宿，焙干。

【气味】苦，寒。

【主治】解骨蒸肌热消渴，风湿痹，坚筋骨，凉血。（元素）

泻肾火，降肺中伏火，去胞中火，退热，补正气。（好古）

治上膈吐血，煎汤漱口止齿血，治骨槽风[2]。（吴瑞[3]）

去下焦肝肾虚热。（时珍）

【发明】时珍曰：其苗（枸杞苗）乃天精，苦甘而凉，上焦心肺客热者宜之；根乃地骨，甘淡而寒，下焦肝肾虚热者宜之。此皆三焦气分之药，所谓热淫于内，泻以甘寒也。至于子则甘平而润，性滋而补，不能退热，止能补肾润肺，生津益气。此乃平补之药，所谓精不足者，补之以味也。分而用之，则各有所主；兼而用之，则一举两得。世人但知用黄芩、黄连苦寒以治上焦之火，黄檗、知母苦寒以治下焦阴火，谓之补阴降火，久服致伤元气。而不知枸杞、地骨甘寒平补，使精气充而邪火自退之妙，惜哉。

【附方】四神丸：治肾经虚损，眼目昏花，

或云翳遮睛。甘州枸杞子一斤，好酒润透，分作四分：四两用蜀椒一两炒，四两用小茴香一两炒，四两用脂麻一两炒，四两用川楝肉一两炒，拣出枸杞，加熟地黄、白术、白茯苓各一两，为末，炼蜜丸，日服。（《瑞竹堂方》）

肝虚下泪：枸杞子二升，绢带盛，浸一斗酒中（密封）三七日，饮之。（《龙木论》）

骨蒸烦热及一切虚劳烦热，大病后烦热，并用地仙散：地骨皮二两，防风一两，甘草（炙）半两。每用五钱，生姜五片，水煎服。（《济生方》）

小便出血：新地骨皮洗净，捣自然汁，无汁则以水煎汁。每服一盏，入酒少许，食前温服。（《简便方》）

口舌糜烂地骨皮汤：治膀胱移热于小肠④，上为口糜，生疮溃烂，心胃壅热，水谷不下。用柴胡、地骨皮各三钱，水煎服之。（东垣《兰室秘藏》）

【注释】

①消中：中医病名，也称"中消"。中医将消渴病分为三型：以口渴引饮为主的称为"上消"，病位在

上焦肺；以多食易饥为主的称为"中消"，病位在中焦脾；以多尿或小便浑浊如米泔水为主的称为"下消"，病位在下焦肾。

②骨槽风：中医牙科病名，指牙槽骨腐坏，甚则有死骨形成，证见耳前腮颊红肿疼痛，溃口流脓，甚者脓中带有腐骨。相当于现代的颌骨骨髓炎。

③吴瑞：元代医药学家，著有《日用本草》。

④膀胱移热于小肠：足太阳膀胱经的热邪，通过经络转移至手太阳小肠经，手太阳小肠经又与手少阴心经表里相通，舌为心的外在显现，因此心经有热，表现为口舌生疮糜烂。

【评析】

枸杞子、地骨皮同出一植物，而性味功能各有不同。

枸杞子甘平而润，补肾益精，养肝明目，药性平和，补而不峻不腻，不寒不热。现代药理研究显示其主要含甜菜碱和枸杞多糖，以及丰富的胡萝卜素。有调节免疫功能、保护肝细胞的作用，但力量较弱，需长期服用。

地骨皮甘苦性寒，清热凉血，故能治虚劳潮热盗汗、肺热咳嗽、虚热吐衄淋血，以清为主。其主要成分为甜菜碱、枸杞素，有明显的解热、降糖、降压作用，用于免疫性发热、肿瘤性发热、慢性感染发热，中医辨证属"阴火""虚热"者，一般不用于中医辨证属外感风寒风热的急性发热（如感冒）。

卮子（栀子）

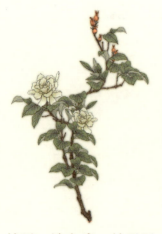

【释名】时珍曰：卮，酒器也。卮子象之，故名。俗作栀。司马相如赋云：鲜支黄砾。注云：鲜支即支子也。

【修治】震亨曰：治上焦中焦，连壳用；下焦去壳，洗去黄浆，炒用；治血病，炒黑用。

【气味】苦，寒，无毒。

【主治】五内邪气，胃中热气，面赤酒疱齄[①]鼻，白癞赤癞[②]疮疡。（《本经》）

疗目赤热痛，胸心大小肠大热，心中烦闷。（《别录》）

去热毒风，除时疾热，解五种黄病，利五淋，通小便，解消渴。（甄权）

泻三焦火，清胃脘血，治热厥心痛，解热郁，行结气。（震亨）

治吐血衄血，血痢下血，血淋，损伤瘀血，及伤寒劳复，热厥头痛，疝气，汤火伤。（时珍）

【发明】元素曰：栀子轻飘而象肺，色赤而象火，故能泻肺中之火。其用有四：心经客热，一也；除烦躁，二也；去上焦虚热，三也；治风，四也。

震亨曰：栀子泻三焦之火，及痞块中伏邪，最清胃脘之血。其性屈曲下行，能降火从小便中泄去。凡心痛稍久，不宜温散，反助火邪。故古方多用栀子以导热药，则邪易伏而病易退。

【附方】鼻中衄血：山栀子烧灰吹之。（《黎居士简易方》）

小便不通：栀子仁十四个，独头蒜一个，沧盐少许，捣贴脐及囊，良久即通。（《普济方》）

折伤肿痛：栀子、白面同捣，涂之甚效。（《集简方》）

胃脘火痛：大山栀子七枚或九枚炒焦，水一盏，煎七分，入生姜汁饮之，立止。复发者，必不效，用玄明粉一钱服，立止。（《丹溪纂要》）

【注释】

①齇（zhā）：同"齇"，酒齇鼻，即"酒渣鼻"，鼻子上的小红疱。

②白癜赤癜：中医皮肤科病名。白癜即"白癜风"，表现为局限性或泛发性皮肤黏膜色素完全脱失，皮损为乳白色，表面光滑，边界清楚。赤癜，面部及身体皮肤出现边界清楚的红色区域，类似于现代的狼疮性皮损。

【评析】

栀子清热解毒，凉血。现代药理研究其主要含黄酮类栀子素、栀子苷、熊果酸等成分，有解热镇痛镇静、利胆退黄、抗菌作用，在胃、十二指肠、肝胆、胰腺的急慢性炎症，以及以烦躁失眠为主的心理精神疾病中广泛应用。

茯苓

（含赤茯苓、茯苓皮、茯神）

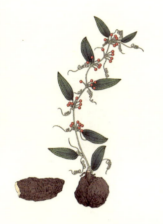

【释名】抱根者名伏神。时珍曰：茯苓，《史记龟策传》[①]作伏灵。盖松之神灵之气伏结而成，故谓之伏灵、伏神也。俗作苓者，传写之讹尔。

【集解】《别录》曰：二月、八月采，阴干。

颂曰：今太、华、嵩山皆有之。出大松下，附根而生，无苗叶、花、实，作块如拳在土底，大者至数斤，有赤、白二种。或云松脂变成，或云假松气而生。今东人见山中古松久为人斩伐，其枯折槎枿[②]，枝叶不复上生者，谓之茯苓拨。即于四面丈余地内，以铁头锥刺地，如有茯苓，则锥固不可拔，乃掘取之。其拨大者，茯苓亦大。皆自作块，不附着根，其包根而轻虚者为茯神。则假气生者，其说胜矣。

【气味】甘，平，无毒。

【主治】胸胁逆气，忧恚③惊邪恐悸，心下结痛，寒热烦满咳逆，口焦舌干，利小便。（《本经》）

止消渴好睡，大腹淋沥，膈中痰水，水肿淋结，开胸腑，调脏气，伐肾邪，长阴，益气力，保神气。（《别录》）

开胃止呕逆，善安心神，主肺痿痰壅，心腹胀满，小儿惊痫，女人热淋。（甄权）

赤茯苓

【主治】破结气。（甄权）

泻心、小肠、膀胱湿热，利窍利水。（时珍）

茯苓皮

【主治】水肿肤胀，开水道，开腠理。（时珍）

【发明】时珍曰：茯苓气味淡而渗，其性上行，生津液，开腠理，滋水之源而下降，利小便。故张洁古谓其属阳，浮而升，言其性也；东垣谓其为阳中之阴，降而下，言其功也。《素问》云：饮入于胃，游溢精气，上输于肺，通调水道，下输膀胱。观此，则知淡渗之药，俱皆上行而后下降，非直下行也。

茯　神

【性味】甘，平，无毒。

【主治】辟④不祥，疗风眩风虚，五劳口干，止惊悸、多恚怒、善忘，开心益智，安魂魄，养精神。（《别录》）

【附方】胸胁气逆胀满：茯苓一两，人参半两。每服三钱，水煎服、三日。（《圣济总录》）

养心安神：朱雀丸。治心神不定，恍惚健忘不乐，火不下降，水不上升，时复振跳。常服，消阴养火，全心气。茯神二两（去皮），沉香半两，为末，炼蜜丸小豆大。每服三十丸，食后人参汤下。（《百一选方》）

小便淋浊：由心肾气虚，神志不守，小便淋沥或梦遗白浊。赤白茯苓等分，为末，新汲水飞

去沫，控干。以地黄汁同捣，酒熬作膏，和弹丸子大。空心盐汤嚼下一丸。（《三因方》）

【注释】

①《史记龟策传》：即《史记·龟策列传》，是专门记录卜筮活动的列传。

②槎枿（chá niè）：指树的杈枝。

③恚（huì）：愤怒；怨恨。

④辟：同"避"，排除、避免。

【评析】

茯苓能宁心、益脾、补肾，行有形之水，以布无形之气。赤茯苓、茯苓皮行水之功与茯苓相同，赤茯苓偏于清利，茯苓皮长于消肿，茯神则以宁心安神为主。现代药理研究显示茯苓主要含有茯苓聚糖、茯苓多糖、三萜类茯苓酸等成分，有明显的免疫增强作用、抑制肿瘤细胞生长作用、利尿作用。因其不溶于水，在水中呈混悬状态，故制成丸散更能发挥其效果。

虫鳞介兽部

蜂　蜜

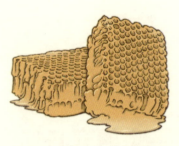

【释名】时珍曰:
蜜以密成,故谓之蜜。
本经原作石蜜,盖以生
岩石者为良耳,而诸家
反致疑辩。今直题曰蜂
蜜,正名也。

【修治】时珍曰:凡炼沙蜜,每斤入水四
两,银石器内以桑柴火慢炼,掠去浮沫,至滴水
成珠不散乃用,谓之水火炼法。又法:以器盛,
置重汤①中煮一日,候滴水不散,取用亦佳,且
不伤火也。

【气味】甘,平,无毒。时珍曰:蜂蜜生
凉熟温,不冷不燥,得中和之气,故十二脏腑之
病,罔不宜之。但多食亦生湿热虫䘌,小儿尤当
戒之。王充《论衡》②云:蜜为蜂液,食多则令
人毒,不可不知。炼过则无毒矣。宗奭曰:蜜虽
无毒,多食亦生诸风也。朱震亨曰:蜜喜入脾。
西北高燥,故人食之有益;东南卑湿,多食则害
生于脾也。

【主治】心腹邪气,诸惊痫痉,安五脏诸

不足，益气补中，止痛解毒，除众病，和百药。（《本经》）

和营卫，润脏腑，通三焦，调脾胃。（时珍）

【发明】时珍曰：其入药之功有五：清热也，补中也，解毒也，润燥也，止痛也。生则性凉，故能清热；熟则性温，故能补中。甘而和平，故能解毒；柔而濡泽，故能润燥。缓可以去急，故能止心腹、肌肉、疮疡之痛；和可以致中，故能调和百药，而与甘草同功。张仲景治阳明结燥，大便不通，蜜煎导法，诚千古神方也。

【附方】大便不通：用蜜二合，铜器中微火煎之，候凝如饴状，至可丸，乘热捻作挺，令头锐，大如指，长寸半许。候冷即硬，纳便道中，少顷即通也。张仲景《伤寒论》一法：加皂角、细辛（为末）少许，尤速。

口中生疮：蜜浸大青叶含之。（《药性论》）

面上靬点：取白蜜和茯苓末涂之，七日便瘥矣。（《孙真人食忌》）

【注释】

①重（zhòng）汤：隔水蒸煮。

②《论衡》：东汉思想家王充著，是古代一部唯物主义哲学思想文集。

【评析】

蜂蜜润肠通便，养肺和中，缓急解毒。含有 60 多种成分，主要是糖类，其中果糖占 39%，葡萄糖占 34%，还有少量蔗糖和麦芽糖，还含有有机酸、多种酶类和多种维生素。有增强体液免疫、保护肝细胞作用，外用有促进溃疡愈合、抗菌作用。在中药中，蜂蜜往往作为内服矫味剂、外用黏合保湿剂使用。蜂蜜加热浓缩成椎状插入直肠通便，至今仍是治疗小儿及老人大便排出困难的有效方法。作为保健食品，蜂蜜内服或冲水饮用有一定的通便作用，但仅适用于老年体弱的肠燥便秘，对于儿童、大多数成年人因内热、久坐、精神紧张抑郁等造成的便秘无效，甚至适得其反。蜂蜜中果糖、葡萄糖含量高，不适合高血糖、高血脂、高尿酸的人群服用。也有部分人对蜂蜜过敏。另外，蜂蜜不适合婴幼儿服用。这一点古代论述中也多有提及，可见古代对蜂蜜的认识已很接近现代科学。

白僵蚕

【释名】（蚕）自死者名白僵蚕。时珍曰：蚕病风死，其色自白，故曰白僵。死而不朽曰僵。

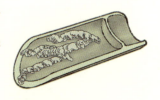

【修治】《别录》曰：生颖川平泽。四月取自死者。勿令中湿，有毒不可用。

敩曰：凡使，先以糯米泔浸一日，待蚕桑涎出，如蜗涎浮水上，然后漉出，微火焙干，以布拭净黄肉、毛，并黑口甲了，捣筛如粉，入药。

【气味】咸、辛，平，无毒。

【主治】小儿惊痫夜啼，去三虫^①，灭黑黯，令人面色好。（《本经》）

焙研姜汁调灌，治中风、急喉痹欲绝。（苏颂）

散风痰结核瘰疬，头风，风虫齿痛，皮肤风疮，丹毒作痒，痰疟癥结，妇人乳汁不通，崩中下血，小儿疳蚀鳞体，一切金疮，疔肿风痔。（时珍）

【发明】元素曰：僵蚕性微温，味微辛，气味俱薄，轻浮而升，阳中之阳，故能去皮肤诸风

377

如虫行。震亨曰：治喉痹②者，取其清化之气，从治相火，散浊逆结滞之痰也。

【附方】风痰喘嗽夜不能卧：白僵蚕炒研、好茶末各一两，为末。每用五钱，卧时泡沸汤服。（《瑞竹堂方》）

项上瘰疬：白僵蚕为末，水服五分，日三服，十日瘥。（《外台》）

面上黑黯：白僵蚕末，水和搽之。（《圣惠方》）

小儿口疮通白者：白僵蚕炒黄，拭去黄肉、毛，研末，蜜和傅之，立效。（《小儿宫气方》③）

【注释】

①三虫：泛指小儿三种常见的肠寄生虫病。

②喉痹：古代病名，最早见于《素问·阴阳别论》："一阴一阳结，谓之喉痹。"指以咽部红肿疼痛，或者干燥、异物感，或咽痒不适、吞咽不利为主要表现的疾病，基本相当于现代医学的急性或慢性咽炎、扁桃体急性慢性炎。

③《小儿宫气方》：书名见于《本草纲目·序例卷》中"引据古今医家书目"，原书已不可考。

【评析】

僵蚕息风镇惊，疏散风热，化痰散结。现代药理研究显示其主要含酶类、植物甾体、白僵菌素等成分，有镇静、抗惊厥、促进肾上腺皮质功能作用，因此常用于发热惊厥、各种过敏性疾病、急慢性咽喉炎症。

蝉 蜕

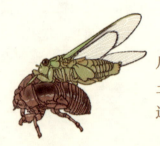

【释名】蝉壳。

【修治】时珍曰：凡用蝉壳，沸汤洗去泥土、翅、足，浆水煮过，晒干用。

【气味】咸、甘，寒，无毒。

【主治】治头风眩运，皮肤风热，痘疹作痒，破伤风及疔肿毒疮，大人失音，小儿噤风天吊[1]，惊哭夜啼，阴肿。（时珍）

【发明】时珍曰：蝉乃土木余气所化，饮风吸露，其气清虚。故其主疗，皆一切风热之证。古人用身，后人用蜕。大抵治脏腑经络，当用蝉身；治皮肤疮疡风热，当用蝉蜕，各从其类也。又主哑病、夜啼者，取其昼鸣而夜息也。

【附方】小儿惊啼：啼而不哭，烦也；哭而不啼，躁也。用蝉蜕二七枚，去翅、足为末，入朱砂末一字，蜜调与吮之。（《活幼口议》[2]）

头风旋运：蝉壳一两，微炒为末，非时酒下一钱，白汤亦可。（《圣惠方》）

皮肤风痒：蝉蜕、薄荷等分，为末。酒服一钱，日三。（《集验方》）

【注释】

①天吊：即"天吊风"，又名"慢惊风"。中医儿科病名。患儿反复发作的抽搐、头后仰、两目翻视，发作时动作缓慢无力，时发时止，一般体温不高。

②《活幼口议》：元代曾世荣撰写的儿科专著，取名"口议"者，文字不拘一格，以议为主。

【评析】

近代以来，临床应用本品颇多。蝉蜕清热利咽，平肝明目，息风镇痉。现代药理研究显示其含甲壳质、多种游离氨基酸、水解氨基酸等成分，有镇静、抗惊厥作用，以及抗过敏、抗炎作用。与李时珍所总结本品主治相吻合。但由于破伤风抗毒素的及时应用，目前破伤风发病极少，蝉蜕、僵蚕、全蝎等治疗破伤风仅见于古代记载，临床效果不确定。该病致死率高，故创伤深大或污染性创伤还是应以及时注射破伤风抗毒素为要。以抽搐、痉挛、震颤为主要表现的神经系统疾病、过敏性疾病、急性炎症，均是蝉蜕的临床适应证。

蜈　蚣

【集解】时珍曰：蜈蚣西南处处有之。春出冬蛰，节节有足，双须歧尾。

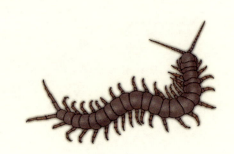

【修治】时珍曰：今人惟以火炙去头、足用，或去尾、足，以薄荷叶火煨用之。

【气味】辛，温，有毒。时珍曰：畏蛞蝓、蜘蛛、鸡屎、桑皮、白盐。

【主治】疗心腹寒热积聚，堕胎，去恶血。（《别录》）

治癥癖。（《日华》）

小儿惊痫风搐，脐风口噤，丹毒秃疮瘰疬，便毒痔漏，蛇瘕①蛇瘴②蛇伤。（时珍）

【发明】时珍曰：盖行而疾者，惟风与蛇。蜈蚣能制蛇，故亦能截风，盖厥阴经药也。故所主诸证，多属厥阴。按杨士瀛《直指方》云：蜈蚣有毒，惟风气暴烈者可以当之。风气暴烈，非蜈蚣能截能擒亦不易止，但贵药病相当耳。设或过剂，以蚯蚓、桑皮解之。然蜈蚣又治痔漏、便毒、丹毒等病，并陆羽《茶经》③载枕中方治瘰疬一法，则蜈蚣自能除风攻毒，不独治蛇毒而已也。

【附方】口眼㖞④斜，口内麻木者：用蜈蚣三条，一蜜炙，一酒浸，一纸裹煨，并去头足；天南星一个，切作四片，一蜜炙，一酒浸，一纸裹煨，一生用；半夏、白芷各五钱，通为末，入麝少许。每服一钱，热调下，日一服。（《通变要法》⑤）

天蛇头疮：生手指头上。用蜈蚣一条，烧烟熏一二次即愈。或为末，猪胆汁调，涂之。（《奇效》）

瘰疬溃疡：茶⑥、蜈蚣二味，炙至香熟，捣筛为末。先以甘草汤洗净，傅之。（《枕中方》）

【注释】

①蛇瘕（jiǎ）：中医病名，包块生于腹内，摸之长

383

条如蛇状。类似于现代的肠梗阻。

②蛇瘴（zhàng）：即瘭（biāo）疽（jū），中医病名，一种急性皮肤感染化脓性疾病，常见于手足指端，皮肉中忽生红色硬肿，渐次变黑疼痛剧烈，溃后脓如豆汁，久则腐烂筋骨。

③《茶经》：《茶经》为唐代陆羽所著，是世界现存最早、最完整、最全面介绍茶的专著。陆羽，名疾，字鸿渐，又字季疵，唐代竟陵（今湖北天门）人。

④喎（wāi）：口歪斜不正。

⑤《通变要法》：《世医通变要法》，明代叶廷器撰的中医临床典籍。叶氏强调治病不能拘泥古人，要随证而异，治从变通。

⑥荼（tú）：茶的古称。

【评析】

蜈蚣主要含蜂毒样物质和氨基酸等成分，有较强的抗炎和镇痛作用，在自身免疫性关节炎中使用，可增强止痛效果。因其有毒，故又能以毒攻毒。近年来，胃癌、乳腺癌、胰腺癌、脑瘤中应用较多，对于部分患者能起到止痛、控制肿瘤进展的作用。

蚯蚓（地龙）

【释名】地龙子，土龙。时珍曰：蚓之行也，引而后伸，其壏^①如丘，故名蚯蚓。

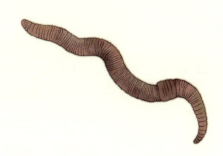

【集解】时珍曰：今处处平泽膏壤地中有之。孟夏始出，仲冬蛰结。雨则先出，晴则夜鸣^②。

【修治】时珍曰：入药有为末，或化水，或烧灰者，各随方法。

【气味】咸，寒，无毒。

【主治】主伤寒疟疾，大热狂烦，及大人、小儿小便不通，急慢惊风、历节^③风痛，肾脏风注，头风齿痛，风热赤眼，木舌喉痹，鼻瘜^④停耳，秃疮瘰疬，卵肿脱肛，解蜘蛛毒，疗蚰蜒入耳。（时珍）

【发明】时珍曰：蚓在物应土德，在星禽为轸水⑤。上食槁壤，下饮黄泉，故其性寒而下行。性寒故能解诸热疾，下行故能利小便、治足疾而通经络也。术家云"蚓血能柔弓弩"，恐亦诳言尔。诸家言服之多毒，而郭义恭广志云"闽越山蛮啖蚯蚓为馐"，岂地与人有不同软？

【附方】小儿急惊⑥：五福丸：用生蚯蚓一条研烂，入五福化毒丹一丸同研，以薄荷汤少许化下。（《普济方》）

偏正头痛，不可忍者：龙香散：用地龙去土，焙、乳香等分为末。每以一字作纸捻，灯上烧烟，以鼻嗅之。（《普济方》）

【注释】

①壤（lǒu）：小坟、疏土。此处指蚯蚓穴道外的浮土。

②晴则夜鸣：古人认为蚯蚓夜晚会发出叫声，实际上蚯蚓本身没有发声器官，它的身体通过与土壤摩擦可以产生一些声音。

③历节：古代中医病名，见于《金匮要略·中风历节病脉证并治》，以关节疼痛、肿大变形，甚至僵硬不得屈伸为主要临床特点。因其疼痛循历遍身百节，

故名。

④瘜（xī）：寄生在身体局部的肉疙瘩。《巢氏病源·鼻息肉候》："冷搏于血气，停结鼻内，故变生瘜肉。"

⑤轸（zhěn）水：星官名。轸宿为南方七宿的末一宿；水宿则为北方七宿。

⑥急惊：即"急惊风"，中医儿科病名。以突然出现的抽搐、昏迷为主要表现，常见于高热、外伤、剧烈吐泻时。相当于现代的小儿惊厥。

【评析】

本品近世药用均以地龙命名，性味咸寒，具有清热平肝、活血通络、定惊止喘等功用。现代药理研究显示其主要含蚯蚓解热碱、血栓溶解素、尿激酶等物质，具有解热、镇静、抗惊厥、解痉平喘、抗血栓等作用。

龙　骨

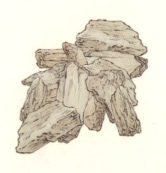

【修治】时珍曰：近世方法，但煅赤为粉。亦有生用者。《事林广记》云：用酒浸一宿，焙干研粉，水飞[①]三度用。如急用，以酒煮焙干。或云：凡入药，须水飞过晒干。每斤用黑豆一斗，蒸一伏时，晒干用。否则着人肠胃，晚年作热也。

【气味】甘，平，无毒。

【主治】心腹烦满，恚怒气伏在心下，不得喘息，肠痈[②]内疽阴蚀，四肢痿枯，夜卧自惊，汗出止汗，缩小便溺血，养精神，定魂魄，安五脏。（《别录》）

益肾镇惊，止阴疟，收湿气脱肛，生肌敛疮。（时珍）

【发明】时珍曰：涩可去脱。故成氏云：龙骨能收敛浮越之正气，固大肠而镇惊。又主带脉为病[③]。

【附方】遗尿淋漓：白龙骨、桑螵蛸等分，为末。每盐汤服二钱。（《梅师方》）

泄泻不止：白龙骨、白石脂等分为末，水丸梧子大。紫苏木瓜汤下，量大人、小儿用。（《心鉴》）

小儿脐疮：龙骨煅研，傅之。（《圣惠方》）

【注释】

①水飞：是借药物在水中的沉降性质分取药材极细粉末的方法。将不溶于水的药材粉碎后置容器内，加水共研，然后再加入多量的水搅拌，粗粉即下沉，细粉混悬于水中，随水倾出，剩余的粗粉再水研、搅拌、沉降、倒出混悬液。倾出的混悬液沉淀后，将水除净，干燥后即成极细粉末。常用于矿物类、甲壳类药物的制粉。

②肠痈：中医病名，痈疽之发于肠者。出自《黄帝内经·素问》。以持续的腹痛、按之痛甚、腹壁拘急甚者板硬为主要表现。可见于现代的急性阑尾炎、局限性腹膜炎。

③带脉为病：带脉，奇经八脉之一，其巡行围绕腰腹一周。带脉病指带脉不和出现的病证，证见腹满、腰溶溶如坐水中，赤白带下，腰痛引小腹及侧腹部痛。

【评析】

龙骨即古代大型动物的化石。我国目前认定的最早文字"甲骨文"就是从中药龙骨上发现的。龙骨富含钙质，包括碳酸钙、磷酸钙及其他无机盐、铁钠钾等微量元素，有中枢镇静作用和补钙、降低神经肌肉兴奋性作用。以清、镇、敛湿见长。临床上常用于癫痫、惊搐、神志不宁、失眠白浊、泄泻不止、妇人血崩诸疾。传统上龙骨镇惊安神，多采用研粉吞服，煅用收敛固涩，但现代方剂中多采用水煎方法，研究显示，龙骨煅制后能显著提高钙离子及微量元素的煎出率，可作为用药参考。随着年代变化，疾病谱发生变化、使用习惯发生变化，我们对中药的认识也应相应调整。

麝（含麝脐香）

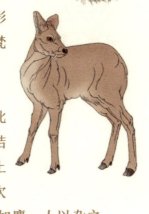

【**释名**】时珍曰：
麝之香气远射，故谓之
麝。或云麝父①之香来
射，故名，亦通。其形
似獐，故俗呼香獐。梵
书谓麝香曰莫诃婆伽。

【**集解**】时珍曰：
麝居山，獐居泽，以此
为别。麝出西北者香结
实，出东南者谓之土
麝，亦可用，而力次
之。南中灵猫囊，其气如麝，人以杂之。

麝脐香

【**修治**】敩曰：凡使麝香，用当门子②尤
妙。以子日开之，微研用，不必苦细也。

【**气味**】辛，温，无毒。

【**主治**】通诸窍，开经络，透肌骨，解酒

毒，消瓜果食积。治中风、中气③、中恶④，痰厥，积聚。（时珍）

【发明】时珍曰：严氏言风病必先用麝香，而丹溪谓风病、血病必不可用，皆非通论。盖麝香走窜，能通诸窍之不利，开经络之壅遏。若诸风、诸气、诸血、诸痛，惊痫、癥瘕诸病，经络壅闭，孔窍不利者，安得不用为引导以开之通之耶？非不可用也，但不可过耳。《济生方》治食瓜果成积作胀者用之，治饮酒成消渴者用之，云果得麝则坏，酒得麝则败，此得用麝之理者也。

【附方】中风不省：麝香二钱研末，入清油二两和匀，灌之，其人自苏也。（《济生方》）

小儿惊啼，发歇不定：真麝香一字，清水调服，日三。（《广利》）

偏正头痛久不除者：晴明时，将发分开，用麝香五分，皂角末一钱，薄纸裹置患处，以布包炒盐于上熨之，冷则易。如此数次，永不再发。（《简便单方》）

【注释】
①麝父：即雄麝。成熟雄麝的香囊中干燥分泌物即

392

为麝香。

②当门子：野生的麝香仁质量好的称为"当门子"，呈不规则圆形或颗粒状，表面呈紫黑色，油润光亮，微有麻纹，断面深棕色或黄棕色，气味浓烈。

③中气：也称"气中"，中医病名。指情绪郁结，或者怒动肝气，导致突然仆倒昏迷，不省人事，牙关紧闭，手足拘挛为主要表现。

④中恶：中医病名。感受秽毒或不正之气，突然昏厥，不省人事。

【评析】

麝香芳香走窜，能开关夺路，宣通诸窍。常配伍苏合香、檀香、菖蒲、朱砂、牛黄、犀角等药，用于中风、热入心包、痰迷心窍等引起的神昏、牙关紧闭，可收一定效果。此外，对于经络气血阻滞所产生的肿痛、结核、癥瘕，麝香常于行气活血药中透骨彻皮，增加止痛消肿的作用。现代药理研究显示其主要含有麝香酮、麝香脂、雄激素等多种成分，小剂量兴奋中枢神经系统，大剂量则有抑制作用；改善脑循环、减少脑水肿；抗炎；增加心输出量；有雄激素作用。本品有明显兴奋子宫的作用，故孕妇忌用。

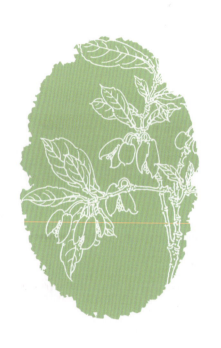